AF458076

HYGIÈNE

DE LA VUE

PARIS, IMPRIMÉ CHEZ BONAVENTURE ET DUCESSOIS,
55, quai des Grands-Augustins.

QUI DIACE
SALVINO D'ARMATO DEGLI ARMATI
DI FIRENZE
INVENTOR DEGLI OCCHIALI
DIO GLI PERDONIE A PECCATA
ANNO D MCCCXVII
E. DAVID. D
F. SIMON. SC.

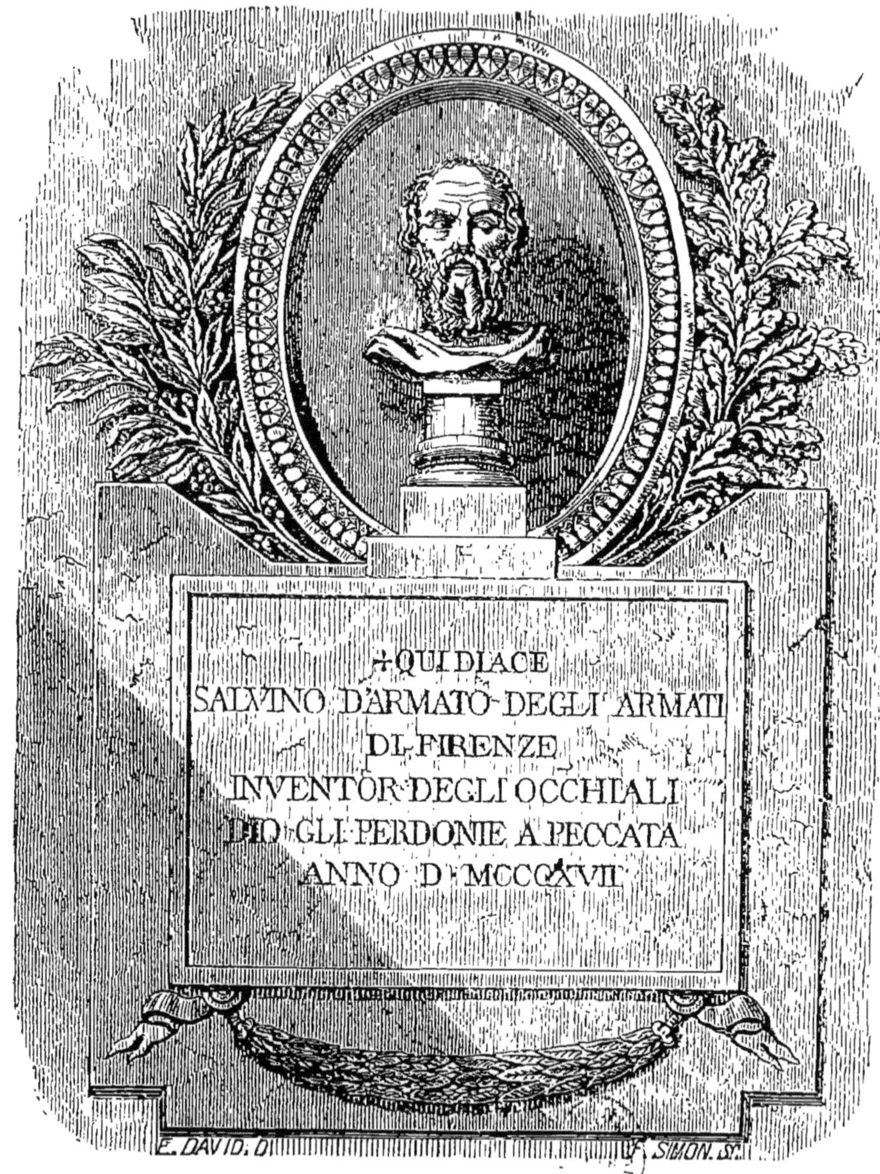

TOMBEAU DE SALVINO ARMATI, À FLORENCE,
Inventeur des Lunettes.
D'après une photographie de M. Tito Puliti, sur la demande de Ch. Chevalier.

HYGIÈNE
DE LA VUE

Conseils indispensables aux personnes qui font usage de lunettes

PAR

ARTHUR CHEVALIER
INGÉNIEUR OPTICIEN
Membre de la Société d'Encouragement, etc.
Auteur de la Trousse optique d'oculiste, etc.

FILS ET SUCC^r DE

CHARLES-CHEVALIER INGÉNIEUR

Auteur du *Manuel des Myopes et des Presbytes*,
du *Manuel du Micrographe*,
lauréat (Médailles d'or aux Expositions), Premier constructeur
des Microscopes achromatiques, etc.

PARIS
CHEZ ARTHUR CHEVALIER, INGÉNIEUR-OPTICIEN,
FILS ET SUCC^r DE
CHARLES CHEVALIER, INGÉNIEUR
Palais-Royal, 158
Ci-devant quai de l'Horloge
Chez FRÉDÉRIC HENRY, libr., 12, galerie d'Orléans,
PALAIS ROYAL,
Et chez les principaux Libraires.

1861

AVIS IMPORTANT

SUR

LA MAISON CHARLES-CHEVALIER

ARTHUR CHEVALIER, FILS ET SUCCESSEUR

Palais Royal,

CI-DEVANT QUAI DE L'HORLOGE.

Cette maison, la plus ancienne du nom de Chevalier, de père en fils, dans l'optique, n'ayant aucun rapport avec celles de différents successeurs de diverses maisons portant un nom de prononciation semblable, nous croyons utile de spécifier l'origine de la maison CHARLES-CHEVALIER :

1760—1774

Fondation de la maison, au quai de l'Horloge, par Louis-Vincent Chevalier, miroitier-opticien.

1795—1810

Continuation de la maison par Jacques-Vincent Chevalier, ingénieur-opticien, au quai de l'Horloge.

1823—1830

Association de Vincent et Charles-Chevalier son fils, et continuation de la maison du quai de l'Horloge. Médailles d'argent aux Expositions.

1830—1859

Fondation de la maison Charles-Chevalier, ingénieur, au Palais-Royal, et des ateliers de la cour des Fontaines.—Premières récompenses, médailles d'or aux Expositions nationales et à la Société d'encouragement. — Charles-Chevalier succède à son père Vincent-Chevalier.

1860

Continuation de la maison par Arthur Chevalier, ingénieur-opticien, fils de Charles-Chevalier, au Palais-Royal Ateliers, cour des Fontaines.

Récompenses décernées

A

CHARLES-CHEVALIER

INGÉNIEUR

Fils de Vincent Chevalier.

1827. Exposition des Produits de l'Industrie (avec Vinc. Chevalier). **Médaille d'Argent.**
1828. Athénée des Arts (avec Vincent Chevalier)................. **Médaille d'Argent.**
1830. Société d'Encouragement....... **Médaille d'Argent.**
1831. Expos. des Produits de l'Indust. **Médaille d'Or.**
1834. Société d'Encouragement....... **Médaille d'Or.**
1839. Exposition des Produits de l'Industrie. Rappel de............ **Médaille d'Or.**
1839. Société d'Encourag. Rappel de.. **Médaille d'Or.**
1841. Société d'Encouragement....... **Médaille de Platine.**
1844. Exposition des Produits de l'Industrie. Rappel de............ **Médaille d'Or.**
1847. Société d'Encouragement..... .. **Médaille d'Argent.**
1849. Exposition des Produits de l'Industrie. Rappel de............ **Médaille d'Or.**
1850. Société d'Encouragement....... **Médaille de Platine.**
1855. Exposition Universelle.......... **Médaille de 1re classe**
1835. Exposition de Valenciennes..... **Mention Honorable.**
1834. Exposition Nationale (Vincent Chevalier). Rappel de......... **Médaille d'Argent.**
1837. Académie de l'Industrie (Vincent Chevalier)..................... **Médaille de Bronze.**
1839. Exposition Nationale (Vincent Chevalier). Rappel de........ **Médaille d'Argent.**
1840. Académie de l'Industrie (Vincent Chevalier)..................... **Médaille d'Argent.**
1819. Exposition Nationale (Vincent Chevalier)..................... **Citation Favorable.**
1823. Exposition Nationale (Vincent Chevalier)..................... **Mention Honorable.**

La plus ancienne maison du nom de CHEVALIER, de père en fils (fondée en 1760), est celle de **CHARLES-CHEVALIER, INGÉNIEUR.** ARTHUR CHEVALIER, fils et successeur ; ancienne maison VINCENT CHEVALIER, ci-devant quai de l'Horloge.

PRÉFACE

Nous publions ce petit livre pour redresser certaines erreurs répandues généralement dans le public, à l'égard des lunettes qui servent pour lire ou pour remédier aux diverses affections de nos yeux. Nous donnerons ici ce que nous a démontré l'expérience, et nos relations avec les plus célèbres médecins oculistes. Nous espérons que ce petit travail sera bien accueilli ; nous n'avons pas la prétention de faire un traité complet sur les lunettes, leur origine, leur usage, car tout cela a déjà été fait par mon père, et nous renvoyons au *Manuel des myopes et des presbytes* de Charles Chevalier, pour tous ces détails. Nous joignons à cette préface le rapport qui a été fait sur ce travail, par M. Francœur, afin de donner une idée de l'utilité de l'ouvrage précité, qui est à la portée de tout le monde. Nous avons aussi entrepris, dans l'avertissement qui va suivre, de dévoiler les manœuvres du charlatanisme le plus effréné qui, en s'emparant d'objets intéressant au plus haut point l'humanité, les avilissent et répandent tout à la fois des idées fausses et des objets de nature à compromettre de la façon la plus grave la vue des victimes de ces manœuvres.

ARTHUR CHEVALIER
INGÉNIEUR-OPTICIEN
Fils et succ[r] de
CHARLES CHEVALIER INGÉNIEUR.

RAPPORT

Fait par M. FRANCŒUR, vice-président de la Société d'Encouragement, sur un ouvrage de **M. CHARLES CHEVALIER**, intitulé : *Manuel des Myopes et des Presbytes.*

« Un grand nombre de personnes sont obligées de se servir de besicles pour voir distinctement, soit à raison d'un vice de conformation de l'organe de la vue, soit par l'effet d'un affaiblissement causé par l'âge ou la fatigue ; mais il n'est pas rare, dans les relations ordinaires de la vie, que l'on ait une très-fausse idée du secours qu'on peut retirer des verres optiques pour faciliter la perception des objets ; faute d'une instruction spéciale, on se méprend étrangement sur un usage aussi indispensable, et on risque de s'altérer la vue par un mauvais emploi.

« Lorsque cette ignorance n'a d'autre effet que d'apparaître ridiculement dans la conversation par des propositions fausses, l'inconvénient n'est pas dangereux ; on laisse volontiers les discoureurs confondre l'usage des verres concaves qui servent aux myopes avec les verres convexes des presbytes, et on sourit lorsqu'on voit des gens étonnés que les premiers lisent sans lunettes, et ne peuvent s'en passer pour distinguer les objets à distance, tandis que c'est le contraire pour les autres. Mais ordinairement cette ignorance conduit à se servir de verres défectueux ou mal conformés pour l'organe qu'on veut aider, et on nuit d'une manière irréparable à cette précieuse faculté.

« M. Charles Chevalier, *bien connu du public comme habile constructeur de beaux instruments d'optique, auteur de plusieurs traités relatifs à cette science*, a voulu, dans l'opuscule que nous analysons, mettre chacun à même de raisonner l'emploi qu'il doit faire des verres, pour l'organe qu'il veut aider, afin de faire un choix éclairé de la nature et de la force des verres dont sa vue l'oblige à faire usage.

« Dans une première partie, consacrée à la théorie de la vision, l'auteur donne l'histoire de l'invention des besicles, qu'il attribue à Salvino Armati et à Alexandre Spina ; il expose la marche de la lumière à travers les verres convexes ou concaves ; la structure de l'œil analogue à celle de la chambre obscure ; l'explication, donnée par M. le docteur Gerdy, du fait qui consiste à voir droites et directes des images qui sont peintes renversées sur la rétine ; il décrit les affections des yeux qui obligent de recourir à l'usage des verres, et la cause qui les rend myopes ou presbytes ; les premiers ne voient nettement que les objets rapprochés, ils ont la vue plus ou moins basse ; c'est le contraire pour les presbytes.

« La seconde partie expose les qualités que doivent avoir les verres relativement à la vue de la personne qui veut s'en servir, la construction des verres, des besicles et des diverses espèces de lunettes ; les conseils à suivre pour en faire un choix judicieux ; ce qu'on entend par les numéros distinctifs des verres, les modifications qu'on a apportées dans leur construction, etc.

« En définitive, le *Manuel des Myopes et des Presbytes est un ouvrage utile, clairement écrit et à la portée de tous les lecteurs pour lesquels il est composé*. Nous félicitons M. Chevalier d'avoir fait cet utile traité, qui ne renferme de science que ce qu'il était indispensable de donner pour l'intelligence du sujet. »

AVERTISSEMENT IMPORTANT

DU CHARLATANISME

A propos des Lunettes à lire.

Rien n'est plus exploité par les charlatans que la vente des lunettes ou besicles, et nous croyons rendre un vrai service à l'humanité en dévoilant les manœuvres à l'aide desquelles on abuse chaque jour de la crédulité publique.

Signalons d'abord comme une plaie ces soi-disant oculistes opticiens, qui prétendent, à la seule inspection des yeux, donner des verres convenables; qui prétendent aussi connaître l'anatomie et faire des verres particuliers, tandis qu'ils n'ont aucun atelier, et qu'ils ignorent les lois les plus élémentaires de l'optique. Puissions-nous espérer que bientôt l'autorité prendra des mesures pour empêcher que le mot oculiste soit placé ailleurs qu'à côté du mot docteur; alors ce sera un vrai service rendu, et le monde ne croira plus que, parce que des gens étalent aux yeux du public des figures anatomiques en cire, qu'ils doivent pour cela être oculistes ou opticiens, juger les maladies des yeux, connaître l'optique, etc.

Cette exhibition de figures en cire est vraiment révoltante, et les charlatans n'ont pas crainte de montrer des reproductions plus ou moins exactes des affections les plus graves, du domaine de la chirurgie et de la médecine et qu'ils prétendent guérir à l'aide de leurs lunettes spéciales. Mais que le public s'informe donc un peu, et fasse justice de tout cela; il est temps vraiment d'y mettre un terme.

On est opticien, si on sait l'optique, si on fabrique chez soi des instruments, si on a été récompensé dans nos expositions, etc.; ou bien, on est *marchand de lunettes*; c'est au public à juger; qu'il juge!

Aujourd'hui nous sommes riches en charlatans. Nous possédons *l'oculiste opticien, l'opticien consultant, l'opticien spécialiste,* et bien d'autres soi-disant opticiens qui se décorent de titres plus ou moins singuliers.

Nous avons aussi du *cristal purifié, du cristal épuré, du cristal de roche garanti du Brésil, du cristal convergent, du cristal divergent, du cristal anglais parallèle, des lunettes électriques contre la surdité,* nous aurons incessamment *des cornets acoustiques pour guérir les affections des yeux,* etc., etc.

Mentionnons aussi, par la même occasion, ces certains collyres, vendus par les charlatans, et nous aurons la série complète des abus que la loi devrait frapper.

En présence de tels faits, on ne peut

nier l'influence fâcheuse du charlatanisme sur un objet qui intéresse l'humanité au plus haut degré ; et certes le mal est grand, car bien des personnes tombent dans les piéges qui leur sont tendus : ce qui explique le nombre toujours croissant de ces étalagistes de mots, au moyen desquels ils s'attirent force clientèle.

C'est aux médecins surtout, qui sont consultés chaque jour pour des maladies des yeux, à faire prompte justice de tout cela en éclairant le public sur la vérité, en lui dévoilant les inconvénients de s'adresser à des charlatans pour les moyens curatifs de l'organe le plus précieux que nous possédions.

Nous saisirons l'occasion pour exprimer toute notre reconnaissance à nos plus célèbres docteurs oculistes, à MM. Desmares, Deval, Magne, Velpeau, Sichel, etc., qui ont bien voulu nous honorer de leurs recommandations ; nous ferons tous nos efforts pour mériter de plus en plus leur confiance.

Afin d'éclairer les personnes qui désirent voir comment se fabriquent les bons verres pour lunettes, etc., nous serons tous les jours de 1 heure à 5 heures, à la disposition des personnes qui voudraient visiter nos ateliers de la cour des Fontaines, près le Palais-Royal, et nous leur ferons voir et juger par elles-mêmes toutes les qualités et la précision qu'il faut, pour arriver à faire des verres capables d'être appliqués aux diverses altérations des yeux, et quelles immences ressources on peut tirer, pour la vue anormale, des secours que nous prête l'optique précise et savante, dirigée par une thérapeutique telle que nos docteurs la pratiquent aujourd'hui.

Au moyen de tout ce que nous venons de dire, nous espérons faire luire la vérité et éclipser le mensonge. C'est à MM. les médecins à faire le reste, en désabusant ceux qui croient aux charlatans!

HYGIÈNE
DE LA VUE

I

Historique des Lunettes ou Besicles.

Nous esquisserons ici l'origine des lunettes; on trouvera dans le *Manuel des myopes et des presbytes* ce qu'il y a de plus complet sur ce sujet.

On n'est pas d'accord sur l'étymologie du mot *besicles;* les uns veulent qu'il vienne de *bis* et *oculus* (deux yeux), les autres de *bis* (deux fois) et de *cyclus* (cercle). Quant au mot *lunette*, il a été formé, d'après l'avis de certaines personnes, en prétendant que les verres avaient la forme de deux petites lunes.

Les anciens ne connaissaient pas les lunettes, mais seulement le globe de verre plein d'eau, ainsi que le rapporte Sénèque. En ce temps là, on était donc forcé d'être pour ainsi dire aveugle, quand la vue s'affaiblissait. Cicéron, Cornélius Népos, Suétone disent à cet égard que, lorsque la vue perdait de sa force, on se faisait faire la lecture par des serviteurs.

Après avoir feuilleté tous les manuscrits anciens, relations, etc., on est forcé d'accorder la palme d'inventeur à Salvino Armati, gentilhomme florentin qui vivait vers 1300. Nulle part, avant qu'il soit question de Salvino Armati, on ne trouve trace d'invention des lunettes.

Il paraît qu'au début on les attachait au bonnet par un crochet. Dans un discours sur la mort, écrit par Jérôme Savonarole, on trouve à ce sujet la phrase suivante : « Mais, comme les lunettes tombaient, il devint nécessaire de mettre la barrette ou quelque crochet pour les fixer et les empêcher de tomber. »

Dans le récit de la mort du frère Alexandre Spina, de Pise, en 1313, on lit : « Frère Alexandre de Spina, homme bon et modeste, avait le talent de reproduire tous les travaux qu'il voyait ou qu'on lui décrivait. Il fit des lunettes dont l'inventeur ne voulait pas enseigner la fabrication et communiqua de bon cœur ses procédés. »

En 1299, dans un traité de conduite écrit par Sandro di Popozo di Sandro, on lit aussi : « Je suis tellement accablé par l'âge, que je ne puis lire ni écrire sans des verres nommés lunettes, nouvellement découverts au profit des pauvres vieillards dont la vue s'affaiblit. »

François Redi, dans une lettre adressée par lui à Paolo Falconieri, ajoute : « De plus, écrit-il, dans le discours de frère Giordano de Rivalto, d'après le texte manuscrit de Philippe Pandolfini, rapporté dans le dictionnaire de l'Académie della Crusca, il est dit clairement au mot *occhiale :* Il n'y a pas encore vingt ans qu'on a découvert l'art de faire des lunettes. » Et cela était écrit en 1305. Giordano mourut en 1311, il habitait près d'Armati, et il a dit dans ses ouvrages : « J'ai vu celui qui les découvrit et les fabriqua le premier et je m'entretins avec lui. »

Comme preuve évidente, on peut lire dans la *Florence illustrée* de Leopoldo del Migliore, antiquaire florentin, le passage suivant : « Mais il est un autre souvenir d'autant plus précieux que, par son moyen, nous parvenons à savoir que le premier inventeur des lunettes fut un gentilhomme florentin, le seigneur Salvino Armati, petit-fils d'Armati, de noble origine, qui laissa le nom de séjour des Armati, encore en usage aujourd'hui, à la petite ruelle située derrière le Centaure... et l'on peut voir l'effigie de ce personnage, étendue, en habit civil, sur une grande dalle, avec l'inscription suivante :

QUI DIACE
SALVINO D'ARMATO DEGLI ARMATI
DI FIRENZE
INVENTOR DEGLI OCCHIALI
DIO GLI PERDONIE A PECCATA
ANNO D.MCCCXVII

(Ci-gît Salvino Armato d'Armati, de Florence, inventeur des lunettes. Dieu lui pardonne ses péchés. Année 1317.)

Ainsi donc, gloire à Salvino, le bienfaiteur de l'humanité, l'inventeur des lunettes !

Mon père avait toujours eu l'idée de faire rechercher le tombeau d'Armati. Enfin, il y a quelques années, il pria M. Tito Puliti, savant florentin, de faire des recherches à ce sujet. Quelque temps après, il reçut une épreuve photographique d'après laquelle mon père fit faire la gravure placée en tête de ce petit volume. L'ancien tombeau a été détruit; mais, à la même place, il a été refait non pas du même genre, mais qu'importe! après trois siècles, on peut encore voir, sur un point de la terre, un petit monument élevé à un homme qui devrait avoir sa statue dans l'univers entier.

C'est donc à mon père, Charles Chevalier, et à l'obligeance du savant Tito Puliti, que l'on doit la reproduction fidèle du tombeau d'Armati. On est si heureux de rendre hommage aux grands génies!

II

Anatomie de l'œil. — Théorie de la vision.

Avant d'indiquer les diverses affections des yeux qui réclament l'emploi raisonné des lunettes, disons quelques mots de l'œil proprement dit, et des parties qui le constituent.

Nous dirons d'abord que nous laisserons de côté la description des parties accessoires de l'œil ; nous ne parlerons donc pas des muscles qui le font mouvoir, des glandes qui l'accompagnent, etc., réservant notre description à la composition de l'œil, de ses humeurs, membranes, etc.

Tout le monde sait l'action protectrice des sourcils et des paupières ; aussi nous ne nous y arrêterons pas. L'œil a la forme d'un sphéroïde dont le plus grand diamètre s'étend d'avant en arrière.

Il est situé dans la cavité osseuse nommée orbite; il est plongé dans une grande quantité de tissu cellulaire destiné à faciliter ses mouvements; les muscles qui s'y attachent permettent de donner toutes les directions nécessaires à la vision.

Le globe de l'œil est entouré à sa partie interne par la *conjonctive*, membrane muqueuse très-mince, qui tapisse la face postérieure des paupières et qui s'enflamme, comme on le sait, très-rapidement, dans certaines circonstances.

La fig. 1 représente l'œil humain fendu verticalement; on pourra donc aisément en comprendre les diverses parties au moyen de la description qui va suivre; cependant, si on peut avoir à sa disposition l'œil artificiel du docteur Auzoux, fig. 2, on aura encore une

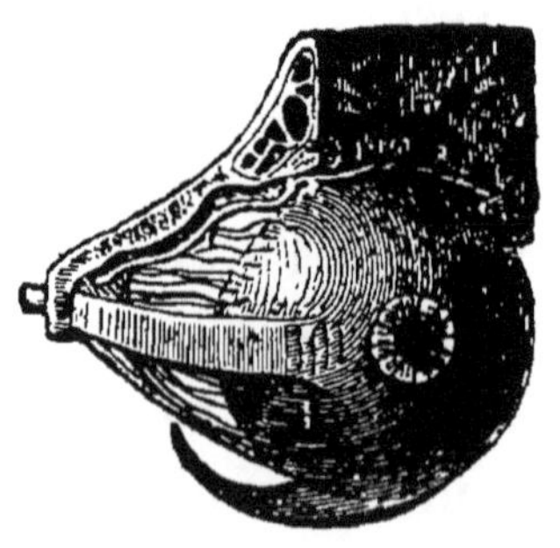

Fig. 2.

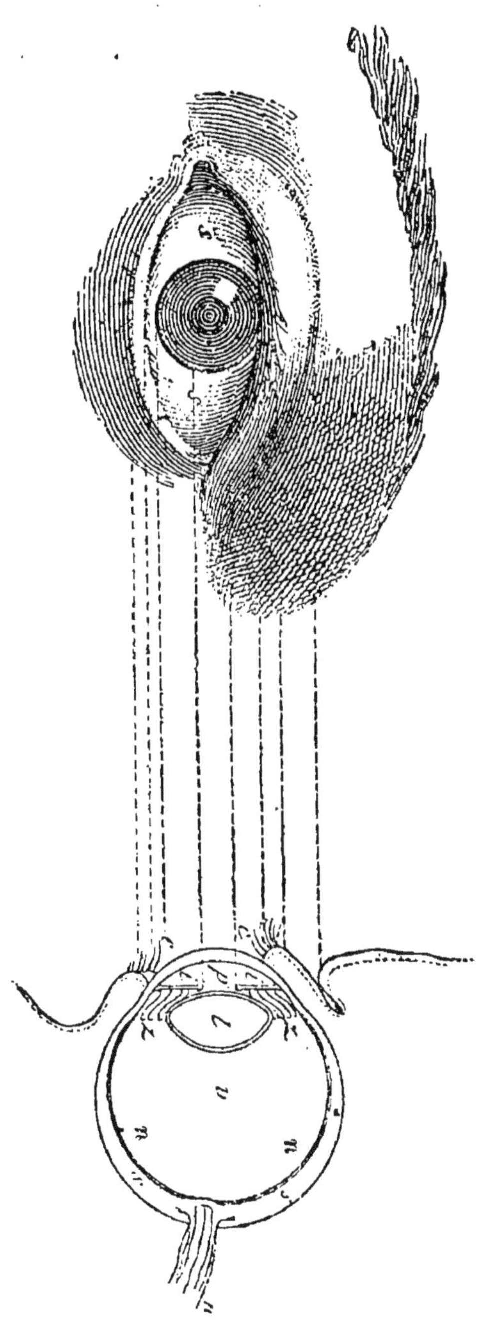

Fig. 1.

3.

idée plus exacte des parties constituantes de l'œil, car cette pièce est faite avec un soin tout particulier.

La *sclérotique* *s, s* (nommée vulgairement blanc de l'œil) est une membrane fibreuse, dure, résistante, opaque, d'un blanc nacré, formant les quatre cinquièmes postérieurs du globe oculaire; elle est formée d'une seule lame, dont les fibres sont entre-croisées d'une telle façon qu'il est difficile de les distinguer. Elle contient les humeurs et les diverses parties de l'œil; les vaisseaux sanguins qui s'y trouvent ne sont qu'à l'état capillaire.

La sclérotique est moins épaisse en avant qu'en arrière; elle est percée en arrière d'un trou, ou mieux d'une multitude de petits trous donnant passage au nerf optique; en avant, elle est taillée circulairement en biseau, l'ouverture a environ six lignes, et est destinée à recevoir la cornée transparente qui s'y enchâsse comme un verre de montre.

La *cornée transparente* *c, c,* est placée, comme nous venons de le dire, en avant de la sclérotique; elle ressemble parfaitement au segment d'une sphère plus petite ajoutée à une plus grande; elle est formée de six lames superposées, elle ne contient ni nerfs ni vaisseaux sanguins. Sa face antérieure est convexe et la postérieure concave ; elle est recouverte à l'extérieur d'un enduit muqueux et d'un épiderme d'une nature particulière.

La sclérotique est tapissée à l'intérieur par une membrane très-mince, molle, celluleuse, d'un brun foncé, nommée *choroïde;* elle s'étend depuis l'ouverture postérieure de la sclérotique jusqu'au cercle ciliaire, et joue dans l'œil le rôle de l'enduit noir que l'on met dans les instruments d'optique. Si on fait macérer la choroïde dans l'eau, elle devient transparente et perd de sa couleur. Il paraît que la teinte noire qui lui est propre est due à de l'oxyde de fer. Elle paraît formée d'une trame celluleuse très-déliée, réunissant des vaisseaux artériels et veineux.

Le *cercle ciliaire* est un anneau grisâtre, épais, large d'une ligne ou deux à peu près, situé entre la choroïde, l'iris et la sclérotique ; il est pulpeux et est considéré comme un ganglion nerveux. L'iris y est enchâssé dans la petite circonférence qui forme saillie au-devant de lui.

L'*iris i, i,* est une cloison membraneuse placée derrière la cornée, verticalement, dans la partie antérieure du globe de l'œil. Son diamètre est percé d'un trou *p*, nommé pupille, dont le diamètre varie constamment, suivant la quantité de lumière nécessaire à la vision. Tout le monde sait que l'iris est coloré diversement suivant les individus, et qu'il présente la teinte brune, grise, bleue, verdâtre, etc. La teinte de l'iris est plus foncée vers la pupille. On distingue sur la surface de l'iris une foule de stries saillantes dont le nombre est de soixante-dix à quatre-vingts. La face postérieure de cette membrane est recouverte d'un enduit noir nommé *uvée*, qui se continue avec la choroïde.

Les *procès ciliaires z, z*, sont de petits corps saillants, vasculo-membraneux, placés les uns à côté des autres en rayonnant, et entourant le cristallin en forme de couronne. Ils sont placés derrière l'iris, et sont au nombre de soixante à quatre-vingts. Leur ensemble a reçu le nom de *corps ciliaire*; ils reçoivent presque autant de vaisseaux à eux seuls que les autres parties de l'œil.

Le cristallin *l* est une véritable lentille, plus convexe à l'intérieur qu'à l'extérieur; chez le fœtus, il est presque sphérique.

L'axe du cristallin correspond au centre de la pupille. Son diamètre est de quatre lignes et son épaisseur de deux lignes environ. Il est placé derrière la pupille, baigné sur sa face antérieure par l'humeur aqueuse, et ayant sa face postérieure logée dans une cavité du corps vitré.

L'espace compris entre le cristallin et la cornée transparente est occupé par un liquide limpide et transparent nommé *humeur aqueuse, p*. L'espace contenu derrière le cristallin est occupé, jusqu'au fond de l'œil, par l'humeur vitrée ou corps vitré *v*, contenu dans les cellules de la membrane hyaloïde.

La rétine *n n* est une membrane pulpeuse, grisâtre, qui s'étend depuis le nerf optique jusqu'au cristallin, placée par-dessus la choroïde et embrassant le corps vitré, sans toutefois adhérer à la choroïde ; on la considère comme l'expansion du nerf optique, *n*, qui entre dans l'œil par le trou fait à cet effet dans la sclérotique, ainsi que nous l'avons déjà dit.

C'est la rétine qui reçoit l'image des objets, et qui la transmet au cerveau.

Nous arrêterons ici cette description sommaire, que l'on trouvera parfaitement détaillée dans les ouvrages spéciaux.

Pour bien faire comprendre la théorie de la

vision, il faudrait entrer dans des détails sur la marche des rayons, etc. Nous renverrons au *Manuel des myopes et des presbytes* ceux de nos lecteurs qui désireraient ces détails; cependant, nous pourrons dire que l'œil humain n'est autre chose qu'une chambre noire, ainsi que mon père l'a parfaitement démontré dans le livre précité, où il s'exprime ainsi :

« N'est-on pas frappé aussitôt de l'analogie qui existe entre la chambre obscure et l'œil humain ? La lentille de l'instrument est remplacée par les milieux transparents de l'organe et principalement par la lentille cristalline ; l'écran, par la rétine, véritable écran sensible ; l'enduit noir que l'on applique sur les parois de la chambre obscure, par la choroïde.

« Les lentilles employées en optique sont sujettes à certaines imperfections, parmi lesquelles nous ne citerons actuellement que l'aberration de sphéricité produite par la réfraction inégale que subissent les rayons en traversant sous des angles différents les parties plus ou moins épaisses du verre. Que fait-on d'abord pour remédier à ce défaut ? On place, devant ou derrière la lentille, un cercle plus ou moins ouvert et à bords tranchants qui intercepte ces rayons ; en d'autres termes, c'est au moyen d'un diaphragme que l'on arrête au passage les rayons qui pourraient déformer l'image. Mais n'avons-nous pas dans l'œil un diaphragme bien plus parfait, puisque l'ouverture pupillaire de l'*iris* est apte à subir tous les resserrements et les dilatations nécessaires à la vision distincte ? Il serait superflu d'insister plus longtemps sur une similitude aussi frappante [1].

« Que si l'on nous demande à quoi bon les diverses humeurs associées au cristallin, nous répondrons, sans chercher à donner une explication définitive d'un problème qui a déjà tant de fois occupé les physiciens, nous répondrons que l'on n'obtient une image nette et exempte de coloration anormale qu'au moyen de plusieurs espèces de verres juxtaposés, et que nous aimons à croire, avec le célèbre Euler, que la nature a voulu remplir le même but par l'association de ces humeurs de densités différentes.

« Maintenant, comment se fait-il qu'avec deux yeux nous percevions les objets simples, et qu'ils ne nous paraissent pas doubles? on comprend très-bien pourquoi, quand on saura que la sensation de chaque œil devient une par

[1] Mon père, en inventant son diaphragme variable, a reproduit les effets de la pupille (1840).

la rencontre en un point du nerf optique de chaque œil. »

Pourquoi maintenant voit-on redressés les objets qui se peignent renversés dans nos yeux? C'est ce que M. le professeur Gerdy va nous apprendre :

« Quand nous considérons, dit-il, un arbre « au milieu de la campagne, par la même rai- « son que son pied va se peindre à la partie « supérieure de notre œil, la terre, placée « aussi au-dessous de l'axe visuel, va se pein- « dre à la partie supérieure; par la même « raison qu'il réfléchit son sommet à la partie « inférieure, il y réfléchit aussi la voûte du « ciel. L'arbre n'a donc pas changé de rap- « ports avec les objets qui l'environnent; il a « toujours, dans le tableau tracé au fond de « l'œil, ses racines dans la terre et son som- « met dans les nues, et en le voyant dans cette « situation, nous le voyons tel qu'il est réelle- « ment, et nous ne pouvons le voir autrement. « Il faudrait, en effet, pour le croire renversé, « que l'esprit lui-même le renversât les ra- « cines en l'air et la cime dans la terre, car « être renversé pour nous, c'est avoir tour- « nées vers le ciel les parties qui tenaient à « la terre ou qui la regardaient. Or l'esprit ne

« peut le voir ainsi, puisqu'il n'en trouve « l'image ni dans la nature ni dans l'œil.

« Ainsi donc, tous les objets étant renversés « dans notre œil, ils ne changent point de « rapport les uns avec les autres, et, en les « voyant comme ils sont, nous les voyons « comme nous devons les voir les uns par « rapport aux autres : les uns par rapport « aux autres! oui......, mais par rapport à « nous? oui, encore. En effet, nous voyons « les objets dans la direction des rayons lumi- « neux à leur entrée dans l'œil, et l'expé- « rience prouve que l'esprit les place toujours « au bout de ce rayon prolongé jusqu'à eux, « lors même qu'il est réfracté avant d'arriver « à nous . . . .

« . . Ainsi donc, voyant les objets dans la « direction des rayons lumineux, au mo- « ment qu'ils arrivent à l'œil, nous devons « les voir en haut, lorsqu'ils sont peints dans « nos yeux par des rayons descendants, et en « bas, lorsque leurs images sont réfléchies « par des rayons ascendants. »

III

De la Presbyopie ou Presbytie.

Tout le monde sait ce que l'on entend par vue presbyte, ou vue longue; pour mieux dire, trop longue, puisqu'elle ne permet de voir distinctement que les objets placés à de grandes distances, tandis qu'elle ne laisse apercevoir que plus ou moins confusément les objets situés près des yeux.

Les causes de la presbyopie sont très-variables, mais généralement, lorsqu'on possède une vue ordinaire ou ce que l'on entend vulgairement par bonne vue, on peut être presqu'assuré d'être obligé de se servir de besicles vers l'âge de 40 ans. La vie à la campagne, dans les contrées à horizons éloignés, dispose à la presbyopie, puisque l'on est habitué à voir *toujours de loin*. Cependant il existe bien des jeunes personnes obligées de prendre pour lire des besicles de presbyte.

Pour nous, nous croyons que la presbyopie peut être congéniale, et nous avons eu bien des fois la preuve de ce que nous avançons.

La cause de la presbyopie réside dans l'aplatissement de la cornée transparente, du cristallin, dans la diminution de la densité des humeurs aqueuse ou vitrée. Elle arrive nécessairement après l'opération de la cataracte. Ce sont ici les causes les plus fréquentes; mais on pourrait assigner bien d'autres causes à la presbyopie résultant d'affections diverses de l'organe visuel; le cadre de ce petit ouvrage ne nous permet pas de nous y arrêter.

Dans la presbyopie, les différentes humeurs de l'œil, le cristallin, n'ayant pas la force de réfracter assez fortement la lumière, les images, au lieu de se peindre sur la rétine, iraient se peindre beaucoup plus loin ; de là vient la confusion qui existe chez les personnes presbytes pour la perception des objets.

Les signes de la presbyopie sont d'autant plus faciles à reconnaître qu'ils procurent une sensation d'autant plus marquée et pénible que l'affection est plus intense.

Aussi lorsqu'on veut lire ou regarder de petits objets, il arrive que les lettres ou les choses semblent se confondre, s'embrouiller; plus on prête attention pour vouloir distinguer, plus alors la confusion augmente; on endure une véritable torture, on ressent des vertiges, on ne tarde pas à avoir un violent mal de tête, etc. Il est vrai que l'on parvient à mieux distinguer en éloignant l'objet que l'on veut examiner; mais là commence un autre genre de fatigue, aussi désagréable que la première. Il faut donc laisser là tout travail ou toute occupation.

Dans cet état de choses, il est impossible de ne pas recourir aux lunettes à *verres bombés* ou convexes; ces verres viennent alors compenser ce que la nature a retiré, et rendre la vue normale, c'est-à-dire pouvant distinguer sans fatigue, et suivre une lecture, etc., pour des objets placés à 25 ou 30 centimètres environ.

Il sera complétement inutile de lutter longtemps contre la presbyopie, sans vouloir y porter le remède que l'optique nous prête;

car l'obstination à ne pas vouloir se servir de lunettes aggravera l'affection, et tel qui porterait le n° 48 au début de la presbyopie sera quelquefois forcé de prendre un numéro beaucoup plus fort, s'il a voulu résister.

Quand on arrive à un certain degré de presbyopie, on se trouve généralement forcé d'avoir des lunettes pour *voir de loin et de près;* car les liquides de l'œil devenant si peu denses, il arrive que la vision s'opère aussi très-confusément pour les objets éloignés. Dans ce cas, il faut prendre pour voir de loin un numéro *moitié moins fort que celui qui sert pour voir de près.* A cette règle il se fait peu d'exceptions, et si l'on varie d'un numéro, ce sera toujours le numéro plus fort que celui indiqué que l'on choisira.

Lorsqu'il n'existe que de la presbyopie, comme cela arrive généralement, il n'y a rien à faire que de prendre des besicles à verres bombés, très-purs, bien travaillés et dont la force a été choisie avec un soin tout particulier; il arrive alors que les lunettes rétablissent parfaitement la vue. Mais s'il y a complication d'amblyopie, etc., c'est au médecin oculiste qu'il faudra recourir, car les secours que peut procurer l'art de l'opticien doivent être combinés avec ceux que fournit l'art médical.

Nous renverrons maintenant au chapitre qui traite du choix du numéro ou de la force des verres qui s'appliquent aux vues presbytes.

IV

De la Myopie.

La myopie est aussi connue de tout le monde que la presbyopie, et on la désigne vulgairement sous le nom de *vue basse, vue courte*, etc. En effet, chacun sait que les personnes myopes sont obligées pour lire d'approcher plus ou moins considérablement leur livre, et qu'il leur est souvent impossible de reconnaître à quelques pas les traits d'une personne. Nous avons vu que la presbyopie était causée par l'aplatissement de la cornée, du cristallin, etc.; dans la myopie, le contraire arrive : la cornée et le cristallin sont trop bombés, les humeurs de l'œil réfractent trop fortement la lumière; dans ce cas, les rayons lumineux se réunissent et forment une image des objets en avant de la rétine; de là la nécessité d'approcher les objets près des yeux, de là la confusion de vision particulière aux myopes. De même que la presbyopie, la myopie est congéniale, et il y a de cela des exemples tout à fait concluants.

Les causes générales de la myopie résultent de l'habitude de voir de près; les travaux minutieux y prédisposent, l'habitation dans les endroits sombres est aussi une cause qui favorise la myopie; outre ces causes, on peut être myope ou presbyte bien que les humeurs de l'œil aient leur densité normale, bien que le cristallin et la cornée soient d'un degré de convexité sans anomalie; ces affections sortent alors de la règle générale et ne sont bien appréciées que par un spécialiste.

Les signes de la myopie sont faciles à constater, car ils résident dans l'impossibilité de voir nettement de loin, tandis que les objets rapprochés sont aperçus avec une grande netteté.

A vrai dire, la vue myope, quand elle est *peu myope*, si je puis m'exprimer ainsi, constitue la meilleure vue ; car elle permet de voir très-nettement à une distance peu éloignée (20 cent. environ) de la vue normale, et elle préserve, dans un âge plus avancé, de la presbyopie qui, en réclamant pour lire l'emploi de lunettes, oblige toujours de se servir d'un attirail embarrassant et gênant ; car, hélas ! que devient un presbyte quand il n'a pas ses lunettes et qu'il veut lire le moindre écrit ? force à lui de s'en passer, et la chose ne laisse pas que d'être on ne peut plus insupportable.

Il est à remarquer que les myopes ont moins vite recours aux lunettes que les presbytes, et cela se comprend aisément, car ils se passent volontiers de bien voir à une certaine distance ; mais, comme ils peuvent voir de près, et lire tout leur à aise, à moins que la myopie ne soit très-avancée, il en résulte qu'ils réclament tard les secours de l'optique ; mal leur en arrive pour cela, car, à force de résister, ils deviennent de plus en plus myopes et se privent d'un soulagement qu'ils trouvent facilement à leur portée. Comme la myopie est l'inverse de la presbyopie, les verres que l'on emploie pour la combattre sont également contraires ; en effet, les verres *creux* ou concaves sont ceux qui rétablissent à l'état normal les vues myopes.

Si, dans la myopie légère, on se passe à tort de lunettes, dans la myopie prononcée on ne peut s'en passer, à moins d'éprouver de la fatigue de l'organe visuel, et outre cela de sembler ridicule; car il est toujours singulier de voir une personne *le nez littéralement sur le livre qu'elle lit*, ne pouvoir reconnaître les personnes, etc., et encore risquer de se blesser, faute d'apercevoir les objets.

Lorsque la myopie est prononcée, on devra avoir des lunettes pour voir de près et de loin; ces dernières seront d'un numéro moitié plus fort que celles pour lire; c'est la règle inverse des presbytes, et tout aussi importante pour les myopes.

En traitant du choix des verres, on verra comment on arrive à connaître la force des verres qui conviennent à sa vue. Nous terminerons ce chapitre en disant que la myopie est prise par quelques personnes pour une fantaisie, une mode; et qui donc, en effet, n'a pas rencontré certains élégants le lorgnon à l'œil, affectant d'être myopes, et procurant aux passants une petite représentation gratuite, fort curieuse et peu raisonnable?

V

De la Cataracte, du Strabisme, etc.

Nous dirons ici quelques mots de certaines affections des yeux qui réclament l'emploi des lunettes; nous parlerons d'abord de la cataracte, maladie malheureusement si commune, et qui vient frapper de cécité ceux qui en sont atteints. Cette affection, causée par l'opacité du cristallin, de l'humeur dont il est formé ou de la membrane qui la contient, n'a d'autres chances de guérison que par l'opération, qui se pratique soit en enlevant le cristallin (extraction), ou encore en l'abaissant (abaissement) et le détruisant partiellement à l'aide d'instruments spéciaux.

Cette opération si délicate est pourtant faite aujourd'hui avec une telle habileté, un tel savoir, que l'on peut dire qu'elle réussit dans la plupart des cas, surtout si elle n'est pas compliquée d'autres maladies qui la rendent plus difficile à réussir.

Les savants chirurgiens que nous avons maintenant sont une cause des grands succès obtenus chaque jour, et quiconque a vu les brillants résultats de MM. les docteurs Desmares, Deval, Magne, Sichel, Velpeau, etc., peut être convaincu que l'opération de la cataracte manque rarement de réussir.

Mais l'opération faite, il faut suppléer au cristallin qui n'existe plus, et c'est alors que l'optique est un art admirable; c'est alors qu'il faut bénir Salvino Armati, ce grand bienfaiteur de l'humanité! Le cristallin n'étant plus à l'intérieur, on place en avant de l'œil un verre fortement bombé choisi parmi les n°s 2, 3, 4, et alors la vision s'opère, et, dans beaucoup de cas, d'une manière parfaite: voici donc l'opéré muni d'un cristallin artificiel jouant son rôle et rendant la vue à l'aveugle; ce miracle se voit chaque jour, et pourtant il passe inaperçu!

Les maladies des yeux se comptent en nombre considérable ; elles sont pour beaucoup du ressort de la chirurgie, telles sont les affections de la conjonctive, les ophthalmies, les sclérotocèles, les maladies de l'iris, etc., etc.; dans leur traitement, on a souvent recours aux lunettes, que les médecins sont seuls en droit de prescrire.

Une des affections les plus sérieuses qui peuvent survenir à l'organe visuel est l'amaurose, ou perte de la sensibilité de la rétine, ou l'amblyopie, si la perte est partielle, ou si la rétine est émoussée; ce sont des affections toutes du domaine de la médecine, et nous ne nous y sommes arrêtés ici que parce qu'elles nécessitent souvent l'emploi de verres bombés prescrits par les médecins oculistes.

Le strabisme ou loucher est connu de tout le monde ; il est aussi du domaine de la chirurgie ; cependant s'il est récent et léger, des besicles opaques percées de petites ouvertures circulaires peuvent rétablir le globe oculaire dans sa position normale ; chez les jeunes enfants des cures se font quelquefois par ce moyen. Les bésicles que je viens de décrire sont préférables aux *louchettes*, qui échauffent les yeux et sont souvent nuisibles ; on peut aussi se servir de lunettes à opercules variables inventées par mon grand-père Vincent Chevalier.

Une singulière affection de l'organe visuel est celle qui constitue la vision double, c'est-à-dire que les objets que l'on regarde paraissent positivement doubles; cette affection se rétablit complétement par des soins empruntés à la thérapeutique, auxquels on joint l'emploi de verres prismatiques de degrés différents. Je ne m'étendrai pas davantage sur ce sujet, ayant préféré décrire avec détails la myopie et la presbyopie, deux affections qui réclament, quand elles ne sont pas accompagnées d'autres maladies, le secours raisonné de l'optique.

VI

Des Verres de lunettes. — De leur fabrication. — Des différentes formes qu'on leur donne.— Des diverses sortes de verre employées pour les faire.—Du Cristal de roche.—Des Verres colorés.

Dans ce chapitre, nous allons traiter d'un sujet fort important à connaître pour ceux qui font usage de lunettes, et nous espérons que ces conseils mettront tout le monde à même de choisir de bons verres, faits dans des conditions capables de remédier aux altérations de l'organe visuel.

Les verres de lunettes doivent être faits

avec du verre excessivement pur, exempt de bulles, de stries et des moindres défauts ; la blancheur du verre est aussi très-indispensable, et il faudra rejeter ces verres qui, placés sur un papier blanc, présenteraient une teinte autre que blanche, et qui n'accuseraient pas la limpidité parfaite.

Le *crown-glass* est le verre le plus parfait à employer ; aussi le préférons-nous à tout autre, car, bien choisi, il est dur, limpide, et prend un beau poli ; il est bon de dire que le crown-glass est du verre formé de sable fin, fondu avec une petite quantité d'une substance appropriée (carbonate de soude) destinée à faciliter la fusion. Les glaces d'appartement, nos vitres, sont du crown-glass commun, celui que nous employons est spécialement fondu pour l'usage auquel il est destiné. Le *flint-glass* diffère du crown-glass, parce qu'il contient du plomb (minium) ; ce verre est fort mauvais à employer pour les verres de lunettes, car il irise les objets, se décompose facilement, est très-tendre et, par conséquent, facile à rayer ; c'est en flint-glass que se font tous les articles de cristallerie. Ainsi donc il n'existe rien de mieux que le crown-glass pur et blanc pour les verres de lunettes ; c'est ce verre que mon père, Charles Chevalier, a nommé *cristal* français ; il sort des fonderies de MM. Maès et Clémandot à Clichy, qui ont porté l'art de la cristallerie à un si haut degré de perfection.

C'est donc en vain que le charlatanisme voudrait abuser de la crédulité publique, en cherchant à donner des noms plus ou moins français à du verre ordinaire, pour faire croire à des qualités particulières.

Le cristal de roche est souvent employé pour les verres de lunettes ; ses qualités incontestables sont sa dureté et la difficulté avec laquelle il se ternit ; quant à sa pureté, sa limpidité, il est souvent difficile de l'avoir parfaite, car il s'y trouve souvent ce que nous nommons des *neiges*, à cause de la ressemblance de certains défauts avec de petits flocons de neige ; il faut donc bien examiner par transparence si le cristal est entièrement limpide. Il existe un grave inconvénient dans l'emploi du cristal de roche ; en effet, dans certains cas, il double les images ; voici dans quelles circonstances : tout morceau de cristal de roche, qui n'est pas taillé perpendiculairement à l'axe des cristaux, donne ce que l'on nomme en optique la double réfraction, ou fait voir les images doubles; or, dans cet état, il gâte la vue.

Maintenant comment s'apercevoir de cet inconvénient? Rien n'est plus simple; en plaçant le morceau de cristal dans la lumière polarisée, on n'y voit alors apparaître aucun des anneaux colorés qui se montrent de suite, si le morceau est taillé perpendiculairement à l'axe du cristal.

Pour nous, qui ne livrons que des verres taillés dans l'axe, nous répondons de nos verres; mais combien s'en vend-il de mal taillés? le nombre en est incalculable, car le cristal de roche arrive souvent en France en blocs énormes, en masses amorphes ou sans aucune espèce de cristallisation, de sorte qu'en taillant à droite et à gauche, on obtient, il est vrai, des morceaux purs, mais entachés du défaut que j'ai cité.

Il ne faut pas croire qu'en regardant à travers des verres en cristal de roche non taillés dans l'axe, on aperçoive les objets doubles; il n'en est rien, ce n'est qu'à l'usage qu'il se fait sentir une fatigue que l'on ne sait à quoi attribuer, et l'on a souvent payé bien cher des verres en ce cas plus mauvais que des verres tout à fait ordinaires.

En résumant ce que nous avons dit du cristal de roche, nous dirons que, quand bien même il serait pur, bien taillé, travaillé avec la plus grande précision, il n'aurait d'autre avantage sur le crown-glass que d'être un peu plus dur; cependant le charlatanisme le plus effréné l'a doté, dans ces derniers temps, de qualités précieuses pour les yeux, et notez que ce n'est qu'avec le cristal de roche *du Brésil* que l'on peut conserver sa vue! Il est vraiment déplorable de voir que de telles choses trouvent des croyants! Maintenant que nous connaissons ce que l'on doit penser des différentes sortes de verres, voyons comment on doit les travailler.

Les verres de lunettes doivent être travaillés par petits blocs, ou même un à un et avec les plus grands soins.

Quelques explications feront comprendre ce travail. Les verres sont usés avec de l'émeri, dans des bassins ou sur des calottes en cuivre ayant une courbure sphérique mathématique, suivant que l'on veut obtenir une courbure convexe ou concave. Les outils doivent être parfaitement exacts. Les verres, ayant été amenés à une grande finesse de grain par leur passage sur l'outil avec des émeris de plus en plus fins, sont ensuite polis un à un sur une bande de papier très-mince, collée sur l'outil, et enduite de tripoli extrafin. Au bout d'un certain temps, les verres acquièrent ce poli si vif que beaucoup de personnes connaissent.

Maintenant, comment sont faits les mauvais verres? quelques mots suffiront pour l'expliquer. Ils sont fabriqués en blocs de cent et plus, ils sont polis sur du drap enduit de rouge anglais; le travail manuel est remplacé par la machine à vapeur, chargée de jeter sur la terre des milliers de produits destinés à gâter la vue.

On voit, d'après ce bref exposé, qu'il y a loin de cette fabrication à celle qui polit chaque verre séparément, qui les centre avec des instruments de précision, qui leur donne des surfaces régulières et mathématiques, etc. Mais, hélas! comment faire comprendre toutes ces choses à la masse du monde?

Pour nous, qui apportons dans nos ateliers les soins les plus grands à la fabrication de nos verres de lunettes et de toutes sortes, nous engageons MM. les médecins et les amateurs à venir dans nos ateliers de la Cour des Fontaines (près le Palais-Royal), de 1 heure à

5 heures, voir tous les soins que nous apportons à la fabrication des verres ; nous nous ferons un grand plaisir de leur démontrer toutes les opérations destinées à produire des verres parfaits sous tous les rapports.

Nous avons vu, dans les chapitres précédents, qu'il fallait des *verres bombés* (fig. 3) ou

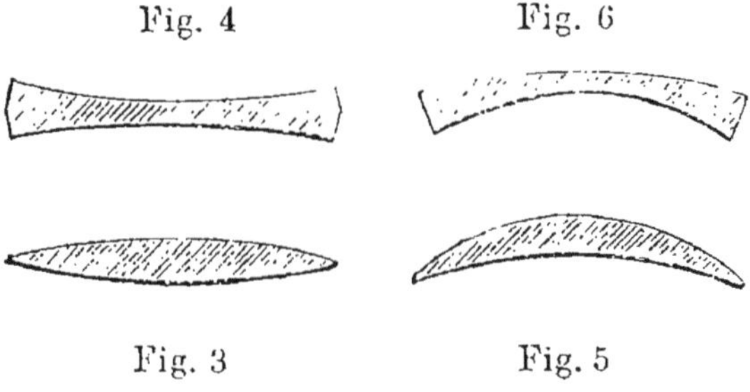
Fig. 4 Fig. 6
Fig. 3 Fig. 5

convexes pour les vues presbytes, et des *verres creux* ou concaves (fig. 4) pour les vues myopes ; dans ces verres, les courbures doivent donc être pareilles, le centre de chaque surface doit correspondre ; c'est là un point important et totalement négligé dans les produits de pacotille ; les verres doivent aussi être d'une épaisseur parfaitement égale ; ils doivent aussi être bien ajustés dans les montures, car on comprendra de suite qu'en taillant mal les verres pour les placer dans les montures, il peut arriver que le centre de chacun se trouve placé tout à fait en dehors de l'axe visuel; et, dans ce cas, de très-bons verres deviennent mauvais et perdent les yeux. Ce sont les *verres isoscèles* ou *à courbures égales* dont on fait le plus usage.

Cependant, ainsi que nous le dirons tout à l'heure, les *verres périscopiques* valent mieux. Une des causes les plus fréquentes d'altération des yeux est l'usage de lunettes dont les verres ne sont pas pareils de foyers ou de courbures, comme cela se rencontre à chaque instant chez les marchands d'objets de pacotille. C'est là une chose à laquelle on doit veiller infiniment, car il faut bien s'imaginer qu'ayant de mauvais verres ou des verres inégaux on risque de perdre la vue et de se voir doter tôt ou tard d'amblyopie ou d'amaurose, c'est-à-dire de perte partielle ou totale de la vue.

Les *verres périscopiques* que nous venons de nommer (fig. 5 et 6) ont leurs courbures inégales; ils ont été imaginés par l'immortel physicien Wollaston; ils ont l'avantage de permettre de voir sur toute l'étendue du verre, de percevoir avec une grande netteté et sans déformations ; ces avantages ne se trouvent pas dans les verres isoscèles. Les verres périscopiques sont bien plus difficiles à faire que les autres; aussi leur prix est-il un peu plus élevé. Pour nous, nous les recommandons comme les plus parfaits.

Mon père, dans son *Manuel du Micrographe*, avait parlé de l'emploi des verres achromatiques pour lunettes; certes ces verres seraient meilleurs dans certains cas, mais leur prix et leur poids les font peu employer. Noûs terminerons ce chapitre en disant quelques mots des verres teintés. Il arrive souvent que les yeux sont blessés par l'éclat de la lumière du jour, des lumières artificielles, etc.; dans ce cas, il faut recourir aux verres teintés à surfaces planes; dans les pays couverts de neige ou de sable blanc, ils sont indispensables, car, sans leur usage, la vue est rapidement altérée.

On avait pensé jadis que la teinte verte, qui est celle la plus répandue dans la nature, était la couleur la meilleure pour les verres de lunettes; cependant on a reconnu que cette teinte, qui rend verts tous les objets, fatiguait complétement la vue. Mais, disons-le, elle n'est pas tout à fait abandonnée, et bien des gens se gâtent encore la vue en croyant se la conserver.

La teinte bleue est aussi mauvaise que la verte, et ajoutons que le verre bleu a toujours une teinte rougeâtre fort contraire à la vue ; mais quand bien même on aurait du bleu pur, on n'aurait rien qui vaille pour la vue.

La seule teinte capable d'atténuer l'éclat de la lumière et de soulager la vue est la teinte noire légère ou enfumée, ou encore la teinte bleue noire, mais nous préférons la première teinte indiquée. Les premiers verres de cette sorte ont été fabriqués par mon père et mon grand-père en 1816 et 1823; ils sont maintenant d'un usage très-répandu ; mais, hélas! que de personnes s'altèrent encore la vue avec de mauvais verres colorés. Si on pouvait se figurer ce que l'on risque avec de telles choses, certes on y regarderait de plus près.

VII

Du choix du Numéro des verres.

Les verres de lunettes sont classés par numéros indiquant leurs foyers; ainsi, si l'on dit n° 20, ce sera un verre ayant un foyer de 20 pouces que l'on désignera. On comprendra alors pourquoi, plus le numéro est bas et plus il est fort. Ainsi le 18 pouces est plus fort que le 20, et ainsi de suite.

Il existe toujours une grande réforme à faire pour les verres de lunettes; c'est celle qui a été indiquée par mon père Charles Chevalier, dans son *Manuel des myopes et des presbytes*, et qui consiste à appliquer le système décimal au numérotage des verres ; malheureusement, nos outils devront tous être réformés, cela entraînera à de grandes dépenses ; pourtant, nous espérons arriver à réaliser l'idée précieuse indiquée par Charles Chevalier, et qui serait un bienfait pour les personnes dont la vue réclame le secours des lunettes.

Quant au tableau et à la nomenclature des différents verres employés pour la myopie et la presbyopie, nous adopterons ce qui a été fait par mon père, Charles Chevalier, et reproduit dans son *Manuel des myopes et des presbytes*. Voici les deux tableaux tels qu'ils ont été publiés en 1841 :

MYOPIE.

1re Série en commençant par le n° 60 employé ordinairement par les personnes qui prennent des lunettes pour la première fois.	60, 30, 20, 18, 16. Myopie faible.
2e Série dont l'usage est plus général.	15, 14, 13, 12, 11, 10. Myopie plus prononcée.
3e Série encore employée fréquemment.	9, 8, 7, 6, 5, 4 1/2, 4. Myopie forte.
4e Série. Vues exceptionnelles, assez rares.	3 3/4, 3 1/2, 3, 2 3/4, 2 1/2, 2, 1 3/4, 1 1/2, 1. Myopie très-forte.

PRESBYOPIE OU PRESBYTIE.

1re Série. 100, 80, 72, 60, 48, 36, 30, 24, 20. Presbytie commençante.

2e SÉRIE. 18, 16, 15, 14, 13, 12. Deuxième degré.
3e SÉRIE. 11, 10, 9, 8, 7, 6, 5. Presbytie bien prononcée.
4e Série. 4 1/2, 4, 3 1/2, 3, 2 1/2, 2, 1 3/4, 1 1/2, 1. Dernier degré.

Le choix du numéro des verres est une chose plus importante qu'on ne le pense généralement, car nous pouvons sans crainte avouer qu'il est aussi pernicieux pour la vue d'avoir des verres trop forts que des verres trop faibles. Il faut donc, pour choisir un numéro convenable, être dirigé par quelqu'un ayant une grande habitude du choix des verres appropriés aux différents degrés de myopie ou de presbyopie.

Cette habitude, qui s'acquiert par des connaissances optiques, et par la manière de faire essayer les verres, en connaissant exactement l'effet qu'ils doivent produire, se rencontre malheureusement rarement, et bien des personnes possèdent un numéro ou trop fort ou trop faible, dans les deux cas, capable d'altérer leur vue.

Il est un genre de charlatanisme que nous dévoilerons, afin de lui infliger la peine qu'il mérite. Ce charlatanisme consiste à dire qu'à la seule inspection des yeux, on peut donner des verres convenables à la vue ; ce n'est rien moins qu'un infâme mensonge que nous ne devions pas passer sous silence.

Ayant une grande habitude de faire essayer, et des connaissances optiques, on ne parvient à trouver le numéro convenable que par des tâtonnements, et ceux qui sont habiles en cette matière savent comme nous que la chose se passe ainsi.

Pour le choix du numéro des verres, on a construit différents optomètres ou visiomètres, mais leur emploi est difficile; un bon instrument de ce genre est encore à inventer.

On craint souvent de prendre des lunettes, pensant ne plus pouvoir s'en passer ensuite; mais c'est là une grande erreur, car, qu'espère-t-on par ce système, si ce n'est d'affaiblir de plus en plus sa vue?

Quand on essaye des verres, la vue se fatigue au bout de peu d'instants. Il faut donc, après s'être arrêté à un numéro que l'on croit convenable, l'essayer pendant quelques jours, puis le changer s'il ne convient pas, en un mot s'il fatigue. Il faut apporter à ce choix les plus grands soins, car un numéro bien choisi peut servir longtemps.

Il est indispensable d'avoir plusieurs paires de lunettes de différents numéros, quand on possède une myopie ou une presbyopie assez prononcée, sans cela on détruit sa vue.

Une chose importante à observer, c'est qu'ayant des lunettes pour lire, ou voir de loin, il ne faut s'en servir que pour l'usage indiqué, sous peine d'altérer sa vue. Ainsi, un presbyte qui regarde de loin avec les lunettes qui lui servent pour lire, un myope qui lit avec les besicles qui lui servent pour voir de loin, risquent de voir leur vue s'altérer rapidement.

Le mot *conserves* s'applique à tous les genres de lunettes. De bonnes lunettes de presbytes, de myopes, sont des conserves; des lunettes à verres teintés sont des conserves, etc. Aucune sorte spéciale de lunettes ne mérite le nom de conserves; il peut seul être bien appliqué aux lunettes munies de bons verres, peu importe la vue pour laquelle ils ont été choisis.

Les lunettes ne doivent ni grossir ni rapetisser les objets, elles doivent faire voir nettement et sans fatigue.

On commet une imprudence en se servant des lunettes d'un ami, d'un parent. On s'habitue ainsi à des lunettes trop fortes ou trop faibles, et on se perd la vue.

Les lunettes avec verres trop forts fatiguent très-promptement; celles avec verres trop faibles fatiguent un peu moins vite, mais d'une façon aussi désagréable. Il faut donc prendre juste le numéro qui convient, c'est là un point des plus importants.

Si la vue se fatigue par l'éclat de la lumière, on pourra prendre des verres teintés ayant le numéro que l'on aura adopté.

Les verres doivent être essuyés avec du linge fin en fil (batiste); on peut les laver avec un peu d'alcool, s'il sont trop sales. La peau les graisse, et la soie les raye; on croit cependant par erreur que la peau est parfaite pour essuyer les verres.

Nous terminerons ce chapitre en parlant des lunettes imaginées par l'immortel Franklin. Ces lunettes, qui sont de forme ordinaire, contiennent de chaque côté deux moitiés de verres de numéros différents, de sorte que cela évite d'avoir deux paires de lunettes. C'est principalement aux presbytes que ces lunettes conviennent. Dans ces besicles, chaque demi-verre doit être pris dans un verre entier afin que le centre se trouve au centre du segment. Il faut donc deux paires de verres pour les ajuster dans une monture.

VIII

Des montures de Lunettes, des Binocles, Lorgnons, Pince-Nez, etc.

Il ne faut pas croire que l'on doive attacher peu d'importance au choix des montures qui servent à tenir les verres; bien au contraire, car de mauvaises montures peuvent rendre mauvais les meilleurs verres.

Les montures qui reçoivent les verres peuvent se diviser en lunettes, binocles, faces à main, pince-nez, lorgnons ou monocles.

Les lunettes se composent, comme chacun le sait, du corps et des branches : le corps est formé de deux cercles ronds ou ovales, dans lesquels on enchâsse les verres; les cercles sont réunis par un pont qui vient reposer sur le nez; les branches servent à fixer les lunettes aux tempes, on les fait droites (branches simples, fig.7) ou avec une deuxième petite branche

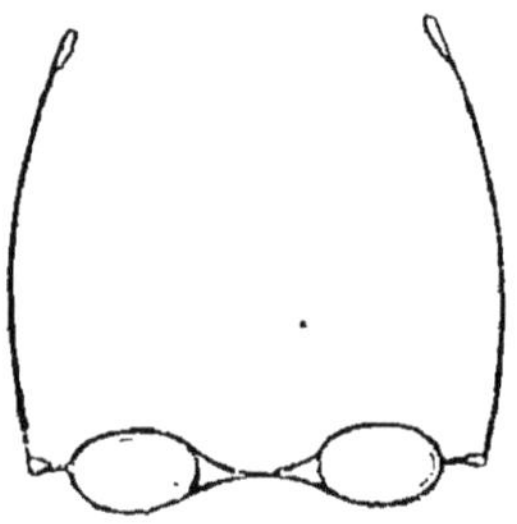

Fig. 7.

à charnière qui se recourbe derrière l'oreille (branches doubles, fig.8); on les fait aussi en

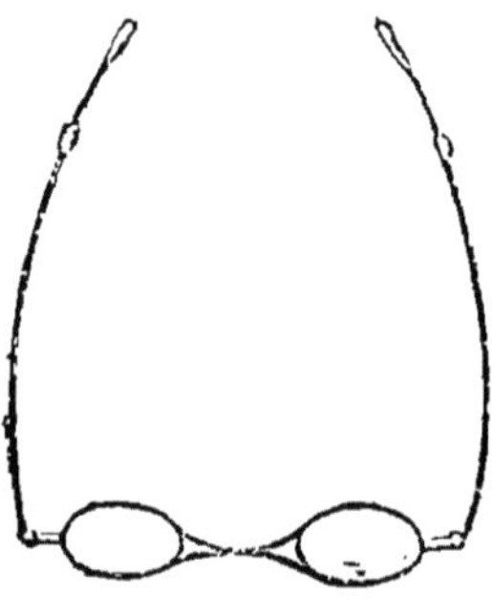

Fig. 8.

forme de crochet, l'extrémité des branches peut être à raquette, ou à spatule, les dames préfèrent les branches simples, car celles doubles arrachent inévitablement les cheveux.

Les deux cercles des lunettes doivent être égaux, placés sur la même ligne horizontale, et l'écartement de la lunette doit être tel que *le centre de chaque verre corresponde exactement au centre de chaque œil;* c'est là un point négligé, et qui gâte bien des yeux. Les cercles doivent être assez grands pour bien embrasser chaque œil. Les rainures ou gouttières placées dans les cercles doivent être assez profondes pour bien tenir les verres. On construit aussi des lunettes très-légères en acier, où les cercles s'enchâssent dans une rainure pratiquée autour du verre.

Suivant la forme du nez, le pont doit avoir la forme d'un K, alors les lunettes ne se placent que d'un côté, ou bien d'un X, alors les lunettes peuvent se placer des deux côtés. Les nez sans courbure prononcée nécessitent des lunettes à X, et les autres des lunettes à K.

Les matières employées pour les lunettes sont : l'acier, l'argent, l'or, l'écaille, le buffle. L'acier, à cause de sa flexibilité, est parmi les métaux le plus employé, on doit employer l'acier trempé et avoir des lunettes dont les branches soient munies de charnières à double vis, suivant l'idée de mon père, car ainsi faites elles sont bien plus solides. L'argent et l'or sont de bons métaux pour les lunettes, mais les lunettes ayant la face en écaille, et les branches en argent ou en or sont préférables, car elles ne fatiguent pas le nez.

Les lunettes sont les meilleurs moyens de fixer les verres près des yeux, car si elles sont bien faites on est sûr du parallélisme et du centrage. Cependant, dans beaucoup de cas, le pince-nez à pont élastique (fig. 9) convient pour

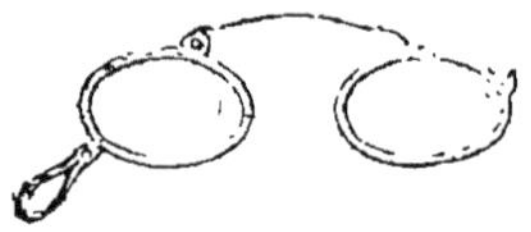

Fig. 9.

les lectures peu prolongées, les examens rapides, etc. Ce n'est plus, à vrai dire, le vieux pince-nez de nos grand' mères qui ne tenait qu'à la condition de pincer réellement le nez. Le pince-nez de nos jours est plus élégant, et s'il est fait en écaille avec ressort en or ou en acier, il peut rendre des services réels; les pince-nez en or, argent, acier, etc., sont aussi très-employés; disons seulement que les dames se servent peu de pince-nez et qu'elles préfèrent le binocle (fig. 10) que l'on fait si élé-

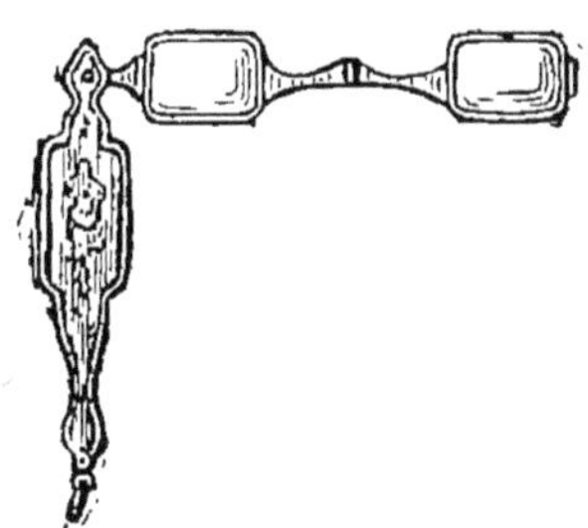

Fig. 10.

gant, et se mariant si bien avec les bijoux dont les dames se parent. La face droite (fig. 11)

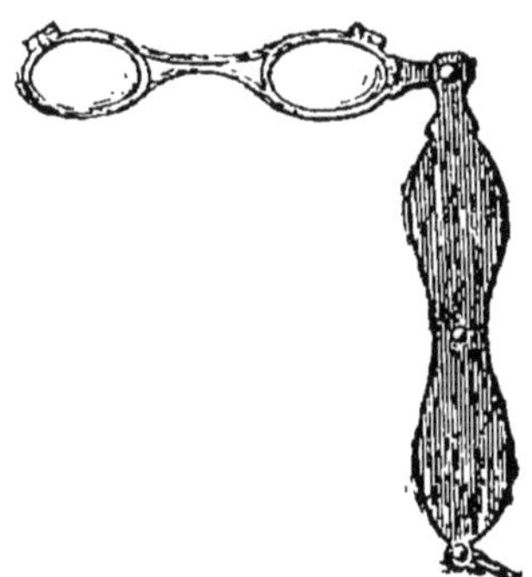

Fig. 11.

est utile pour rester sur un bureau, et est fort commode à la main.

Les lorgnons ou monocles (fig. 12) sont d'un

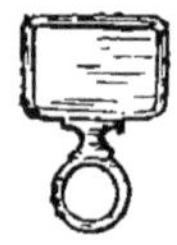

Fig. 12.

usage réellement mauvais, car ils tendent toujours à donner de l'inégalité aux yeux; nous sommes bien loin de les conseiller.

Relativement aux formes des cadres qui tiennent les verres, la forme ovale est préférée; cependant nous faisons souvent des lunettes à cercles ronds; je ne parlerai pas des cercles octogones, etc., car ils sont peu employés et inutiles:

Les lunettes pour les chemins de fer, ou

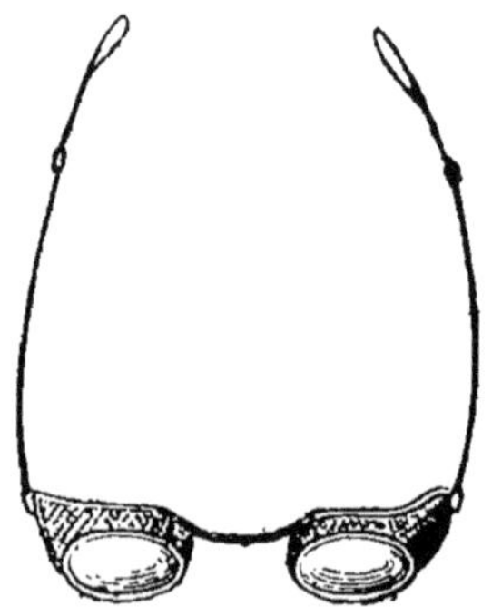

Fig. 13.

pour les pays où le vent souffle avec violence sont représentées fig. 13; elles sont garnies de toile métallique et de verres à teinte neutre, leur usage peut rendre de grands services.

IX

Code optique à l'usage des personnes qui ont recours aux lunettes, par Charles Chevalier.

1. Les verres destinés aux myopes sont concaves ou divergents, les presbytes devront employer des verres convexes ou convergents.

2. La myopie et la presbytie ne sont pas des affections morbides, mais de simples altérations de la faculté visuelle ; elles ne rentrent donc pas dans le domaine de la médecine, mais appartiennent entièrement à la physi-

que. Il existe cependant quelques exceptions à cette règle.

3. Dans les campagnes, on rencontre plus de presbytes que de myopes, et cette circonstance s'explique naturellement par les habitudes des paysans, dont la vue peut s'exercer à de grandes distances; elle n'est pas bornée comme dans les grandes villes, où les occupations les plus fréquentes exigent d'ailleurs l'examen attentif d'objets rapprochés ou de petites dimensions.

4. Les proportions des montures de lunettes doivent varier avec les individus. Elles seront disposées de telle façon que le centre des verres se trouve toujours exactement sur l'axe optique. Il est surtout nécessaire que les montures soient solides, légères et que les branches aient de l'élasticité.

5. Les besicles *pince-nez* ne sont plus usitées que sous forme de binocle.

6. Quelquefois les lunettes sont entièrement construites en verre; la disposition ordinaire est généralement préférée.

7. La matière dont on forme les verres ne saurait être trop pure; les stries, bulles, etc., sont des défauts qui feront rejeter les verres où ils se rencontrent.

8. Quelques fabricants ont employé le flint-glass, sans réfléchir que ce verre est trop réfringent, irise les contours des objets, se raye facilement et que la quantité de minium qui entre dans sa composition l'expose à s'altérer très-facilement sous l'influence de certains agents. D'ailleurs il fatigue promptement la vue.

9. Le cristal de roche ne présente pas les mêmes inconvénients, mais il est fort cher et exige un travail particulier qui augmente encore le prix. Lorsque ce cristal est mal taillé, il montre les images doubles ou mal définies.

10. Les courbures des verres doivent être très-exactes, la moindre erreur troublerait la netteté des images.

11. On pense communément qu'il ne faut travailler qu'un seul verre de lunettes à la fois; mais on est moins exposé à déformer les lentilles, lorsqu'on en soumet un certain nombre à l'action du bassin. Il est vrai qu'il faut alors choisir attentivement les verres parfaits et rejeter tous les autres.

12. Quand un verre a reçu la forme convenable, on peut encore altérer ses courbures

en procédant au polissage; cette dernière opération exige les plus grands soins.

13. C'est de la parfaite exécution des verres que dépend leur effet. Lorsqu'ils sont mal travaillés, ils augmentent l'altération au lieu de la combattre. Cependant on a vu des personnes contracter la funeste habitude d'y voir avec de mauvais verres, et lorsqu'elles étaient forcées de les remplacer, on ne ne pouvait parvenir à leur trouver un numéro convenable. L'organe s'était accoutumé aux défauts des lentilles et ne pouvait s'en passer.

14. Les verres concaves sont classés par numéros qui représentent leurs distances focales. On peut les diviser en quatre séries correspondant aux divers degrés d'altération de l'organe.

15. La myopie tend toujours à s'accroître et fait des progrès rapides, si on ne se hâte de prendre des lunettes. En effet, le myope est obligé de rapprocher les objets pour les distinguer, et il les rapproche d'autant plus que l'altération est plus prononcée. Mais il ne réfléchit pas que sa vue se raccourcit proportionnellement, car elle se fatigue par les efforts qu'on lui impose, et bientôt cette lassitude augmente encore la myopie. S'il prend

des lunettes aussitôt qu'il reconnaît les premiers symptômes, il repose sa vue et entrave la marche de l'altération.

16. Mais comme les myopes n'éprouvent aucune sensation pénible, qu'ils y voient encore de loin et ne rapprochent les objets qu'insensiblement, ils ont peine à se persnader que leur vue n'a plus la même énergie, et souvent elle est fortement altérée, lorsqu'ils se décident à employer les verres.

17. On commet une grave erreur, lorsqu'on croit avoir affaibli sa vue par l'usage des lunettes, parce qu'on ne peut plus s'en passer. On comprend que l'habitude d'y voir nettement fait paraître la myopie bien plus prononcée lorsqu'on retire les lunettes; cette transition brusque produit une sensation analogue à celle qu'on éprouverait si on était subitement frappé de myopie.

18. Il faut avoir des lunettes pour voir de près et d'autres pour voir de loin; le foyer, dans ce dernier cas, doit être une fois plus court que dans le précédent. Si l'on emploie les mêmes verres dans toutes les circonstances, on ne peut y voir nettement et l'on force l'œil à faire de pénibles efforts pour corriger le mauvais effet des lentilles. Ce n'est que dans

le premier degré de l'altération, qu'on peut se contenter d'une paire de lunettes; encore est-ce à la condition de retirer ces dernières pour voir de près ou de loin, suivant qu'on est myope ou presbyte.

19. On se conformera facilement à ce précepte, en faisant usage des verres tronqués, ou plutôt des lunettes à la Franklin qui sont garnies de deux moitiés de verre, chacune d'un foyer différent.

20. Il arrive fréquemment que certaines personnes placent leurs lunettes sur le bout de leur nez; d'autres contractent l'habitude de grimacer continuellement; elles cherchent à voir par-dessus leurs besicles. Dans le premier cas, il faut les relever lorsqu'on veut s'en servir, autrement le centre des verres ne se trouvera plus sur l'axe optique. Dans le second, les muscles de l'œil et de la face sont continuellement tourmentés, et les traits prennent un aspect disgracieux.

21. Des verres trop faibles ou trop forts favorisent les progrès de l'altération; trop faibles, ils imposent à l'œil des efforts continuels; trop puissants, ils ne sauraient être tolérés sans amener une lassitude extrême, et la vision se-

rait encore moins nette que dans son état habituel.

22. Un verre de lunettes est destiné à rendre à l'organe, autant que possible, son énergie normale; les objets ne doivent donc pas subir d'altération dans leur apparence.

23. La première fois qu'on essaye des lunettes, l'œil est obligé de s'accommoder à la puissance des différents verres; il se fatigue et souvent, quelques heures après avoir fait un choix, on reconnaît avec surprise qu'on a pris des verres trop forts ou trop faibles. En s'adressant à un opticien habile qui sait distinguer promptement les numéros convenables, on évite l'erreur d'où naît la fatigue. Si l'on persiste à choisir soi-même, il faut se reposer fréquemment et n'adopter que le numéro qui produit toujours le même effet.

24. Les presbytes prennent des lunettes plus tôt que les myopes, d'abord par ce qu'ils ne peuvent distinguer les petits objets placés près de l'œil; en second lieu, parce que les efforts qu'ils font pour distinguer occasionnent des vertiges, des céphalalgies, et qu'au bout de quelques instants, ils sont forcés de suspendre leurs travaux.

25. Cette altération ne se guérit pas plus que

la myopie, cependant Demours rapporte des exemples de guérison au moyen des lunettes; il cite également des cas où la myopie a disparu spontanément. Les presbytes croient parfois qu'ils deviennent aveugles, et, lorsqu'ils ont subi un traitement très-long et très-dispendieux, on leur rend tout à coup la vue en leur choisissant des lunettes convenables.

26. Les verres pour presbytes sont également divisés en quatre séries et portent le numéro de leur foyer.

27. Parfois, et trop souvent encore, les presbytes craignent de prendre des lunettes, de peur de paraître vieux; mais, bien que cette altération survienne le plus fréquemment à une époque avancée de la vie, on rencontre pourtant la presbytie chez des personnes de tout âge. Elle peut même être congéniale.

28. Le principe relatif à l'action nuisible des verres trop forts ou trop faibles chez les myopes est également applicable aux presbytes.

29. Ils devront encore, et par les mêmes raisons, avoir deux paires de lunettes ou des besicles à la Franklin.

30. Il arrive fréquemment qu'à l'époque où l'on reconnaît le besoin de prendre des lunettes, on essaye celles d'un étranger ou

d'un parent; si elles rendent les objets plus distincts ou, ce qui est plus nuisible, si elles les amplifient, on en fait volontiers usage chaque fois qu'elles se trouvent sous la main. Beaucoup de jeunes personnes ont recours aux lunettes de leur mère ou grand'mère, lorsqu'elles s'occupent de broderie fine; bientôt elles ne peuvent plus s'en passer et l'on est surpris de leur voir choisir, en commençant, des numéros aussi élevés. Les myopes commettent la même imprudence, mais moins fréquemment que les presbytes.

31. Il n'y a pas de verres qui méritent exclusivement le nom de conserves: les bonnes lunettes seules sont de véritables conserves, puisqu'elles enrayent la marche des altérations en reposant l'organe.

32. Les binocles sont très-commodes lorsqu'il s'agit de regarder instantanément un objet; mais, si l'observation devait se prolonger, il faudrait les remplacer par des lunettes, car la main agite le binocle devant les yeux, qui se fatiguent très-promptement.

33. Les lorgnons ou monocles sont plutôt des colifichets soumis au caprice de la mode, que des instruments utiles et bienfaisants. Toutefois, nous ferons observer que l'on doit faire

usage, pour le monocle, d'un numéro deux fois plus fort que celui des lunettes dont on se sert habituellement.

34. Les verres périscopiques de Wollaston peuvent être employés pour regarder les objets qui nous entourent, pour marcher, voir une représentation théâtrale ; mais les lunettes ordinaires sont préférables, lorsqu'il s'agit d'observer des corps fixes, de lire, d'écrire, etc.

35. On ne fait presque plus usage des verres à surfaces de cylindre qui ne sont applicables à aucun instrument d'optique.

36. Nous avons eu l'idée de construire, pour les lunettes, des verres achromatisés par l'association du flint et du crown-glass, mais ces lentilles seraient trop lourdes ; néanmoins nous espérons réaliser notre projet.

37. Les verres colorés doivent laisser voir les objets avec leurs couleurs naturelles ; on n'obtient cet effet qu'au moyen des verres à *teinte neutre*.

38. Il n'est pas nécessaire que la vue soit altérée pour qu'on porte des lunettes à verres colorés ; elles sont très-utiles aux voyageurs et aux personnes qui se livrent à l'étude et dont la vue est fatiguée par un travail assidu.

39. Que l'on emploie des verres colorés ou

des lentilles incolores, il faut toujours fermer les yeux au moment où l'on retire les lunettes; cette précaution est indispensable si l'on veut éviter l'impression pénible qui résulte du passage trop brusque d'une douce clarté à une lumière éclatante, ou de la vision distincte à la vision confuse.

X

CONCLUSION

Chapitre adressé à MM. les Médecins.

Afin d'éviter les dangers qui résultent pour la vue d'un grand nombre de personnes du mauvais choix du numéro des verres, comme cela arrive surtout dans les petites localités, là où il n'existe que des colporteurs qui répandent des lunettes dont les effets sont si pernicieux pour la vue, nous avons pensé qu'il serait utile à un grand nombre de médecins de posséder la série des numéros employés pour les différentes vues, afin de faire eux-mêmes le choix des verres, et ensuite d'en recommander la fabrication à un opticien capable.

En conséquence, nous avons fait une *Trousse optique d'oculiste,* laquelle trousse contient vingt-neuf numéros pour les vues presbytes, vingt-neuf numéros pour les vues myopes; tous les verres plaçés dans des faces à main en buffle, par séries de cinq ou six faces, le numéro est gravé sur chaque monture; plus une monture spéciale en acier avec ressorts pour essayer d'une façon parfaite les verres pour la cataracte, etc.; une loupe à main, un diamant pour marquer le numéro sur les verres, une série de douze verres prismatiques avec une monture spéciale. On pourrait encore ajouter à cette trousse un ophthalmoscope portatif, quelques flacons, etc.

Si l'usage de cette trousse peut se répandre, le choix des verres ne sera plus confié qu'à des médecins ou à des opticiens distingués; et alors l'humanité y gagnera grandement, car chacun ne sera plus à la merci des ignorants et des charlatans.

Je laisse à MM. les médecins le soin de décider cette question sérieuse; je serai heureux si je puis mériter de leur part quelques encouragements dans la rude tâche que j'entreprends : celle de faire la guerre aux charlatans!

AVIS

Pour se procurer des verres fabriqués dans nos ateliers, lorsqu'on se trouve en province ou à l'étranger, il faut nous envoyer un des verres reconnus bien adaptés à la vue, ou simplement un fragment de l'un des verres. Si l'on n'a pas porté de lunettes, on pourra faire choisir le numéro qui convient chez un bon opticien ou chez un docteur oculiste. A défaut de ce choix, on pourra nous indiquer à quelle distance on lit les caractères de ce petit livre, en ajoutant quelques observations sur la vue que l'on possède ; de la sorte nous pourrons satisfaire à la demande faite, mais, disons-le, jamais aussi bien que par l'essai dirigé par un praticien capable.

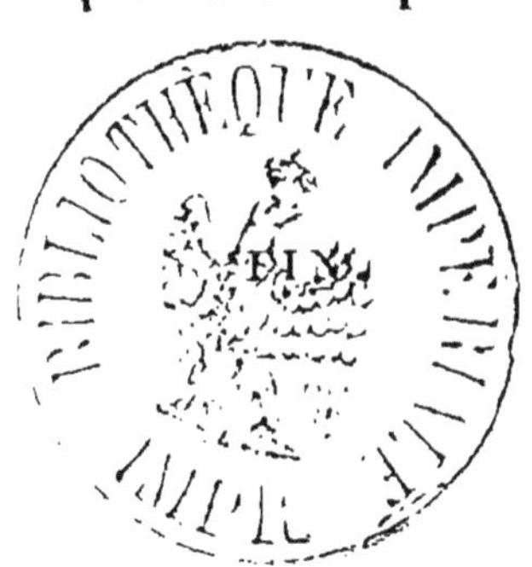

TABLE DES MATIÈRES

LISTE

DES

CINQ CATALOGUES ILLUSTRÉS

DE LA

MAISON CHARLES CHEVALIER

INGÉNIEUR.

CATALOGUE ILLUSTRÉ

DES

INSTRUMENTS

D'OPTIQUE ET DE MÉTÉOROLOGIE

USUELLES.

Brochure in-8° de 50 pages

AVEC QUARANTE-DEUX FIGURES GRAVÉES SUR BOIS.

Prix : 1 fr. 50.

Verres pour Lunettes.—Lunettes.— Pince-Nez.— Binocles.— Jumelles pour le théâtre, la marine, les voyages. — Longues-Vues. — Lunettes marines. — Lunettes pour la campagne, l'astronomie.—Loupes. —Microscopes.—Fantasmagories.—Lanternes magiques. — Miroirs. — Chambre obscure. — Chambre claire.— Stéréoscopes. — Thermomètres. — Baromètres anéroïdes et autres. — Pèse-Liqueurs. — Pèse-Acides.— Pèse-Alcools, etc.

Envoi gratis à MM. les Médecins et Pharmaciens.

SPÉCIMEN

DES FIGURES DU CATALOGUE D'OPTIQUE ET DE MÉTÉOROLOGIE USUELLES.

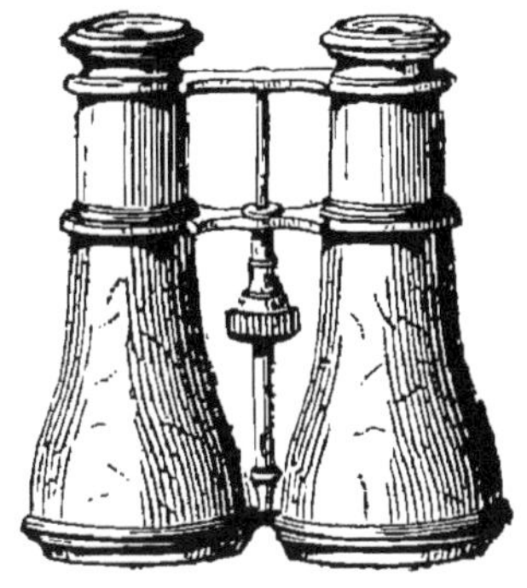

Fig. 14.

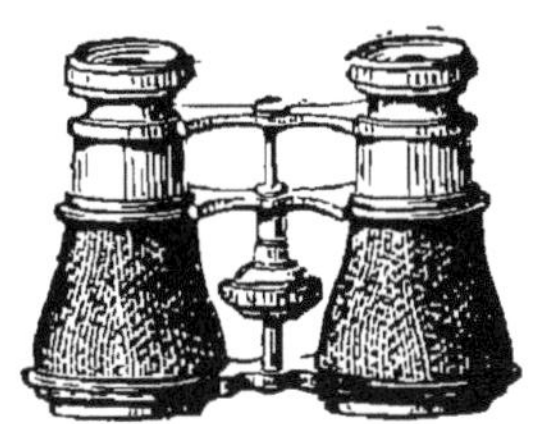

Fig. 15.

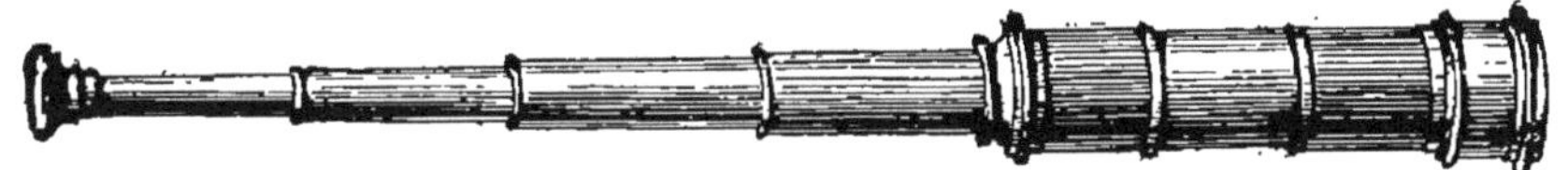

Fig· 16.

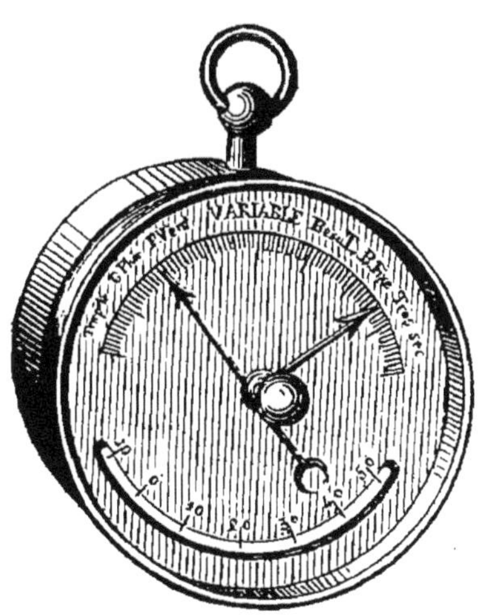

Fig. 17.

CATALOGUE

DES

APPAREILS DE PHOTOGRAPHIE

OBJECTIF DOUBLE, OU A VERRES COMBINÉS

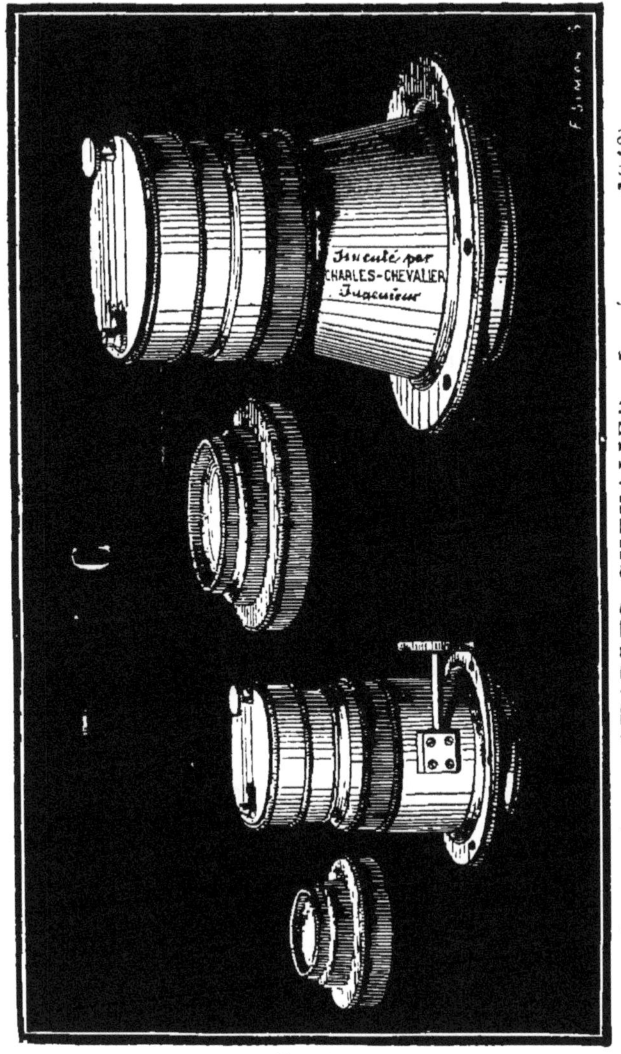

INVENTÉ PAR CHARLES CHEVALIER, INGÉNIEUR (1840).

Fig. 18.

GÉODÉSIE, MATHÉMATIQUES, MARINE

COSMOGRAPHIE.

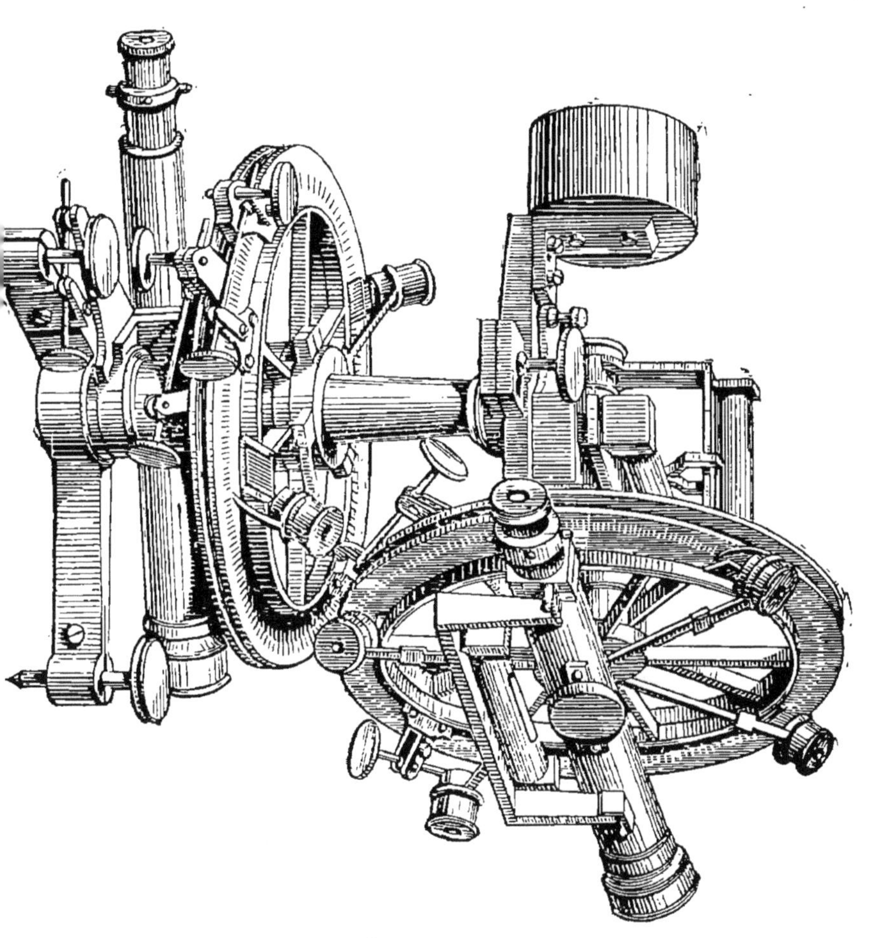

Théodolite de Gambey.

Fig. 19.

LES CINQ CATALOGUES

Cartonnés, 7 fr. — Brochés, 6 fr.

CATALOGUE

DES INSTRUMENTS

DE

PHYSIQUE, CHIMIE

OPTIQUE EXPÉRIMENTALE

ET DE SCIENCES

Volume de 160 pages, illustré par 85 figures.

Prix : 3 fr. 50 cent.

Mécanique. — Hydrostatique. — Hydrodynamique. — Météorologie expérimentale. — Astronomie. — Électro-magnétisme. — Électricité. — Galvanisme. — Acoustique. — Calorique. — Optique expérimentale. — Astronomie. — Minéralogie. — Chimie. — Essais industriels. — Poids et mesures. — Anatomie. — Librairie. — Chirurgie.

TRAITÉ DE PHYSIQUE

Deux volumes, Atlas de 800 figures

PAR

CHARLES CHEVALIER ET LE DOCTEUR J. FAU.

Prix : 15 fr.

Envoi gratis à MM. les Professeurs de physique, Médecins et Pharmaciens.

PHYSIQUE, CHIMIE, OPTIQUE EXPÉRIMENTALE
ET SCIENCES.

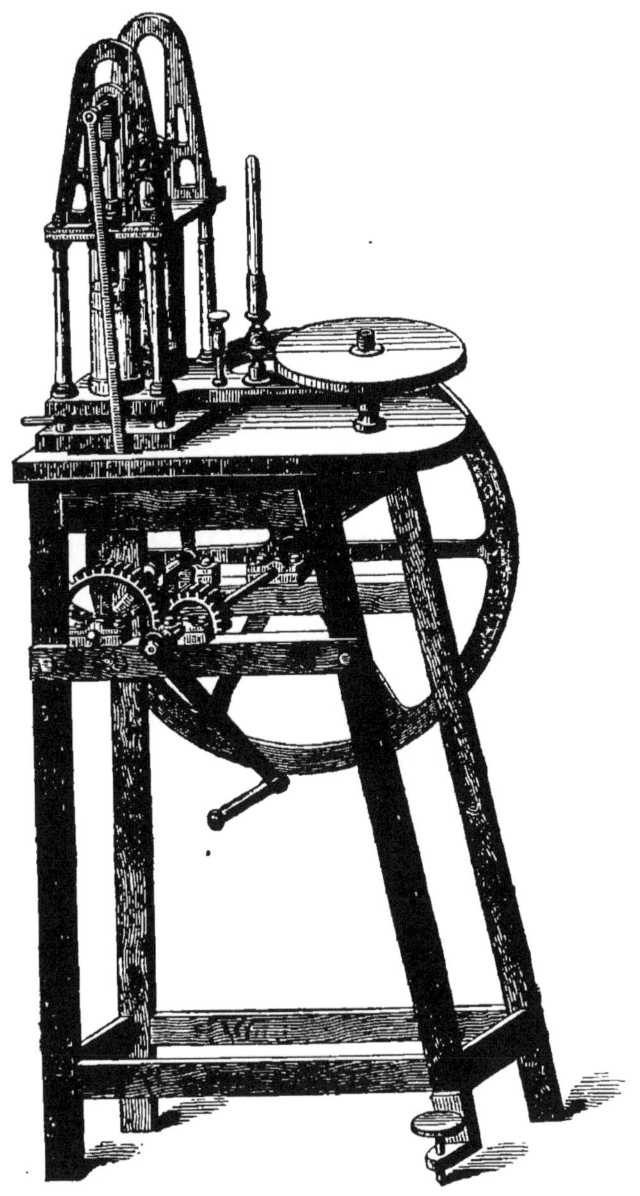

Fig. 2[illegible]. Machine pneumatique à mouvement continu
inventée par Charles Chevalier (1816).

Pour paraître en 1861.

TRAITÉ COMPLET DE PHOTOGRAPHIE

PAR

ARTHUR CHEVALIER, ETC.

MANUEL DU MICROGRAPHE

OU

TRAITÉ DU MICROSCOPE

DE

CHARLES CHEVALIER

Deuxième édition avec notes par ARTHUR CHEVALIER

TRAITÉ DE LA CHAMBRE CLAIRE

PAR

CHARLES CHEVALIER

Quatrième édition.

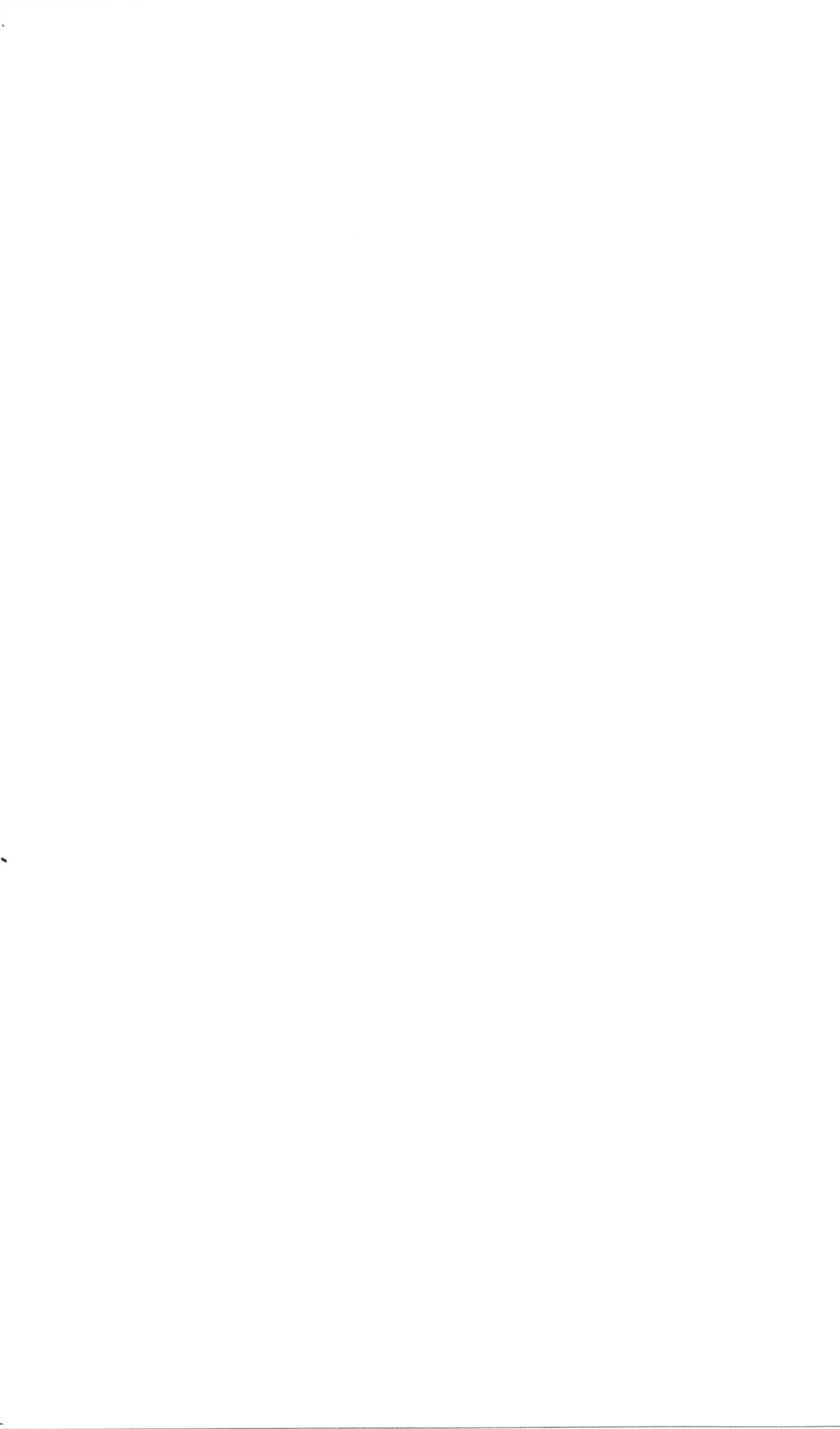

www.ingramcontent.com/pod-product-compliance
Ingram Content Group UK Ltd.
Pitfield, Milton Keynes, MK11 3LW, UK
UKHW020346230726
13925UKWH00003B/980